心からにっこり笑えるように。
歯のトラブルや不安が消えるように。
30年後も、おいしく食べられるように。

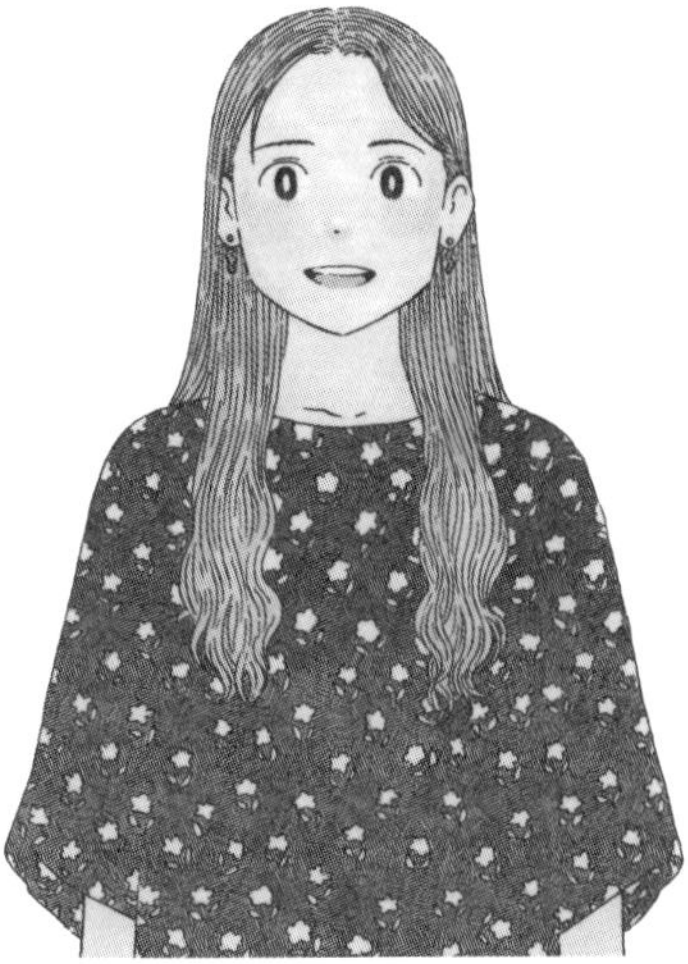

40歳から手に入れる

美しい歯と歯ならび

山崎潤子

すみれ書房

はじめに

ずっと思っていました。

「いつか歯の矯正をしてみたい。きれいな歯並びになりたいなあ」と。

歯並びが悪い私は、口元にコンプレックスがあったのです。


きれいだな、感じがいいなと思う人は、笑顔が素敵な人です。

40歳を過ぎてからは特に、笑い顔のよさに目がいきます。

人がにっこりと笑ったとき、やさしさや清潔感を感じます。

つくろわない自然な笑顔から、静かな自信、包容力が伝わってきます。

わっはっはと笑う飾らない姿は、周囲を明るくする力があります。

そして、笑顔に大きく関係しているのが、「歯」と「歯への意識」です。

きちんと手入れしていて歯の状態がいいこと、口元にコンプレックスがないことは、心を変え、笑顔を変える力があると気がつきました。

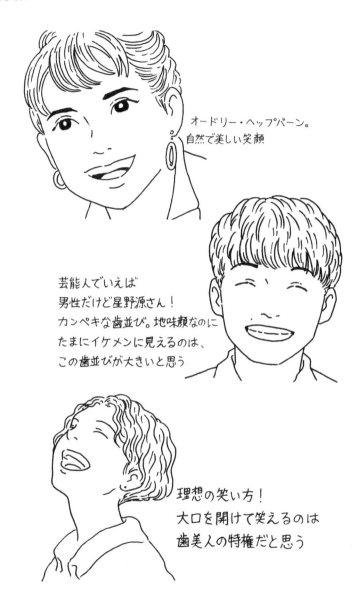

オードリー・ヘップバーン。
自然で美しい笑顔

芸能人でいえば
男性だけど星野源さん！
カンペキな歯並び。地味顔なのに
たまにイケメンに見えるのは、
この歯並びが大きいと思う

理想の笑い方！
大口を開けて笑えるのは
歯美人の特権だと思う

ライターという仕事柄、たまたま歯科のドクターに取材する機会が増え、歯に関する知識が積み上がっていきました。

そして「歯って見た目だけの問題じゃない。きちんとケアしないと、将来自分の歯でごはんが食べられなくなったり、うまく話せなくなったりもするんだ」ということに気づかされたのです。

同時に、自分の歯の状態に焦りを感じるようになりました。

人生の半ばに差しかかったいまこそ、できるだけのケアをやっておいたほうがいいのではないか……。そんな思いが強くなりました。

そして私はついに、歯列矯正を始めました。

念願のきれいな歯並びを手に入れるだけでなく、老後を意識し始めたいまこそ、歯並びや噛み合わせをよくして、よりよい未来の準備をしよう！

そう決意したのです。

本書は、歯列矯正の疑問や不安の解消から、歯の老後、毎日のケア、ホワイトニングまで、気になる歯科の情報をできるだけわかりやすくまとめています。

特に歯列矯正のパートでは、私自身の体験や反省点、失敗談なども紹介しながら、リアルな実情をお伝えします。

歯科のドクターはそれぞれ考え方に微妙な違いがあり、治療についても、方針・主義が異なる場合が多くあります。もちろん、なかには歯列矯正自体に異を唱えるドクターもいらっしゃいます。

歯科医ではないライターの自分が書くからこそ、本書ではできるだけ偏りがないよう、フェアでフラットな情報を掲載するよう心がけました。

とはいえ、医学的に間違った情報を書いてはいけませんので、第1章の歯列矯正については、阿佐谷矯正歯科医院の國井明美先生に取材し、監修をお願いしました。國井先生は、患者さんに寄り添った真摯な診療をされている方です（阿佐谷矯正歯科医院は私が通っていた矯正歯科ではありません。よりフェアな情報を掲載するために、あえて別のクリニックの先生にお願いしています）。ちなみに、國井先生ご自身も40代で矯正をされたそうです。

第2章と第3章の毎日のケアのポイント、虫歯や歯周病のしくみなどは、私が個人的にライオンの歯磨き粉や歯ブラシに絶大な信頼を置いていることから、ライオン株式会社のオーラルケアマイスター・太田博崇さんに取材し、アドバイスをいただきました。

ライオンはなんと大正時代から日本の口腔衛生に力を入れてきたそう。1921年には現在の(公財)ライオン歯科衛生研究所の前身である「ライオン児童歯科院」を開設。1964年にはライオン歯科衛生研究所を設立しオーラルケアの普及に努め、またライオン歯科材株式会社として歯科に特化した会社も立ち上げています。

さらに、私自身は裏側ワイヤー矯正の経験しかないので、表側のワイヤー矯正、マウスピース矯正など、実際に体験された4人の方にお話を伺いました。貴重なお話をお聞かせいただき、本の内容が厚くなりました。心よりお礼申し上げます。

もちろん、すべての人に歯列矯正が必要というわけではありません。虫歯をきちんと治療したり、日々のケアを見直したりするだけでも、あなたの歯の将来はぜったいに変わるはずです。

大切なのは、できるだけ早いうちに、自分の歯を直視し、できることをやっておくこと。

そうすれば、数十年後に後悔しない、幸せなデンタルライフが手に入ると思うのです。

本書で目指す3つの幸せを、ここに提言として示します。

心からにっこり笑えるように。
歯のトラブルや不安が消えるように。
30年後も、おいしく食べられるように。

この本が、歯にコンプレックスがある、歯列矯正に興味がある、歯に漠然とした不安があるといった読者のみなさまのお役に立つことができれば、ありがたき幸せです。

第1章

矯正で歯並びを整える

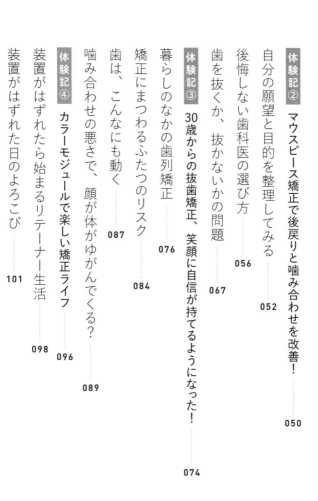

第 2 章

日々のお手入れ

第3章

白い歯になりたい

第4章

老後の準備

ブックデザイン：加藤愛子（オフィスキントン）

イラスト：あわい

DTP：つむらともこ

校正：鷗来堂

- 掲載された情報は2021年7月時点のものであり、今後変更される可能性がありますのでご留意ください。
- 本書の情報は情報提供を目的としたもので、体験と取材にもとづいて書かれています。情報の利用によってなんらかの損害を被ったとしても、出版社および著者、取材協力者は理由の如何を問わず責任を負いかねます。最終判断はご自身でお願いします。

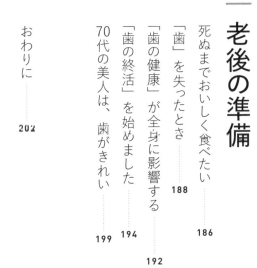

第1章

矯正で歯並びを整える

歯列矯正を40代で始めた理由

35歳を過ぎたころから「なんだか疲れやすい」「体のあちこちが痛い」といった体のガタつきを感じるようになりました。そんな体の不調に加え、明らかな見た目の変化が始まったのは、40代に入ったころのこと。

しみ、しわ、たるみ、くすみ、白髪、老眼といった加齢の悩みが一気に増え、顔にはほうれい線、ゴルゴ線、マリオネットラインがじわりじわりと刻まれていきます。そして鏡を見るたび「ああ、私は間違いなく老化している」と実感するのです。

ある日自分の顔を鏡で見たときに、

「なんだか薄汚い。清潔感がない」

と感じました。そして気がついたのです。

「あ、原因は歯かも。歯がひどいんだ」

笑ったとき、話すときに口元からのぞく歯が汚く感じるのです。

もともと歯並びがあまりよくない私の歯は、毎日の咀嚼《そしゃく》や噛み締めグセなどによって、気がつけば若いころよりもガタガタになっていました。

歯というのは、ほんの少しずつですが、動くのです。

私だけでなく、若いころは気にならなかったのに、年齢とともに歯並びの悪さが目立ってきたという人もいるのではないでしょうか。

さらに加齢による歯の変色によって、顔全体の見苦しさが増しているようにも思えました。歯によって、自分の顔の印象がものすごく悪くなっていることに気づいたのです。

歯に無頓着だった20代、30代。長年のケア不足によるものか、犬歯の横の第一小臼歯（上の4番）が左右ともボロボロになっていました。

思えば、若いころの歯磨きはいつもおざなりでした。疲れていると歯磨きをサボって寝てしまうこともありました。

さらに歯に着色しやすいコーヒーが大好き、甘いものも大好きで、

私、こんな歯でした！　矯正ビフォー

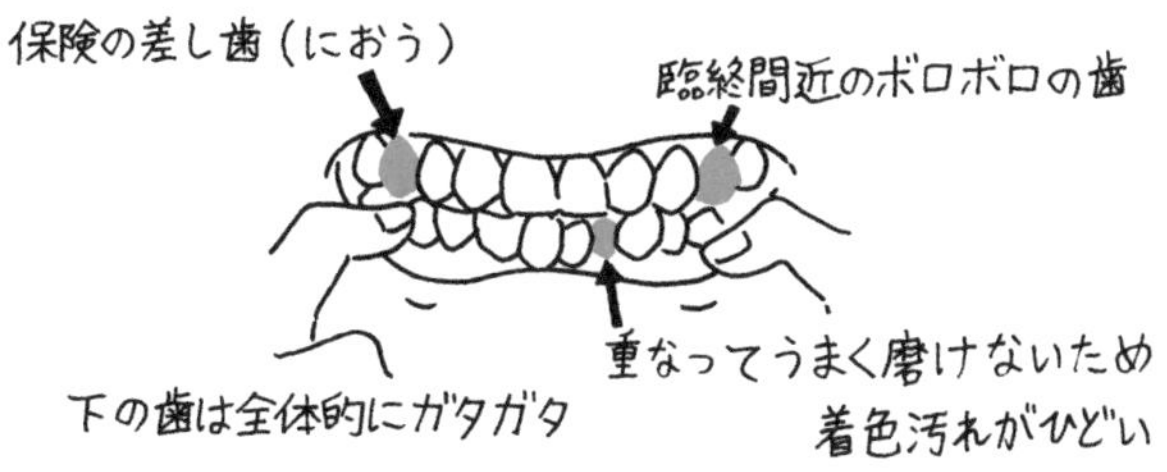

ちょこちょこ食べては歯を汚したままにする……。私は、歯に対する意識が低すぎたのです。

このままでは、私の歯は取り返しのつかないことになるのではないか。

そう遠くないうちに、自分の歯でごはんが食べられなくなってしまうのではないか。

そんな不安に駆られたのです。

これからの人生、歯を直して、きれいな歯並びで過ごしてみたい。

でも、それって40代からでも間に合うんだろうか。

もう一刻の猶予もない。いまできることをすぐにやろう。

私は歯列矯正で、自分の歯を整えていくことに決めたのです。

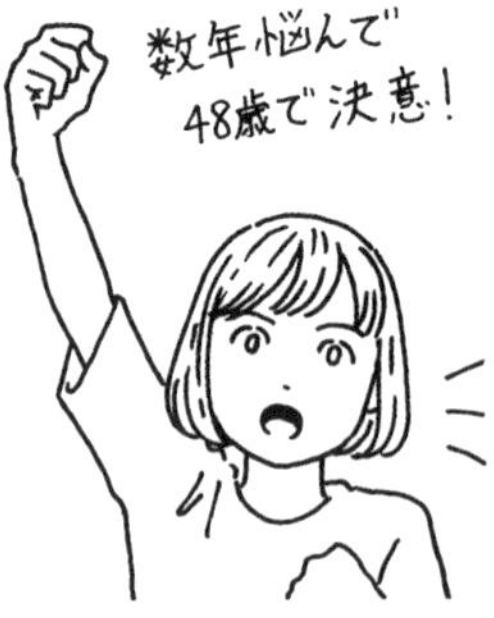

「顔の下半分」が美人をつくる

最近、街中にマスク美人が増えています。マスクをつけると、ほとんどの人が美人に見えるような気がしませんか？

マスクで顔の下半分（口元）が隠れることで、なぜかきれいに見える人が多い。これって裏を返せば**「美人か美人でないかは顔の下半分が決め手」**だということになります。

ためしに私もスマホで撮影した自分の顔の下半分を隠してみると「あら？　まだ30代でもいけるんじゃない？」という気がするのですが、いざ下半分をあらわにすると「やっぱり立派な中年だわ」という雰囲気になります。

一般的な美人の条件といえば「目がぱっちりしている」「鼻筋が通っている」などがあげられますが、実際のところ目や鼻よりも「口」のほうが大事なのではないかという気がするのです。古くから伝わ

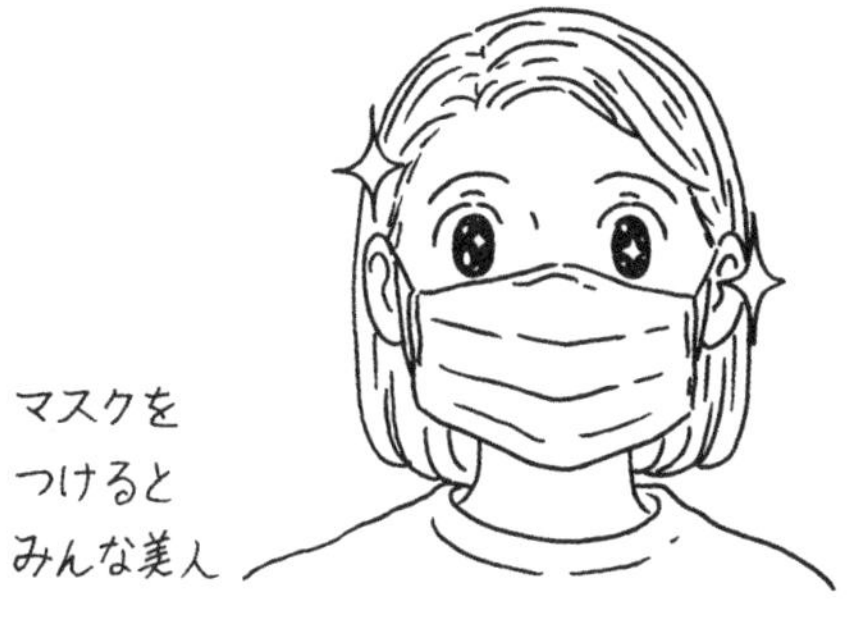

る美人のたとえで、明眸皓歯《めいぼうこうし》という言葉があります。「美しい眼もと、歯並びがきれいで真っ白である」という意味なので、やはり口元も美人の大事な条件なのでしょう。特に年をとればとるほど、それは顕著です。

イラストでおばあさん、おじいさんを描くとき、目尻のシワを入れるより、ほうれい線を入れたほうがわかりやすいですよね。同じように、怒っている人や泣いている人は口角を下げ、笑っている人は口角を上げて描きます。

そして、**歯並びがきれいで歯が白いと、それだけで「清潔感がある」「品がある」「感じがいい」といった印象になります。**

残念ながら、ガタガタの歯や黄ばみ、黒ずみのある歯には「だらしない」「清潔感がない」「品がない」「老けて見える」といったマイナスイメージがあります。きちんと歯磨きをしていてもそんなふうに見られるのですから、ひどい話です。

「最近美人になったなあ」と感じるタレントさんは、美容整形ではなく歯列矯正で歯並びを整えた人だったりします。お笑い芸人さん

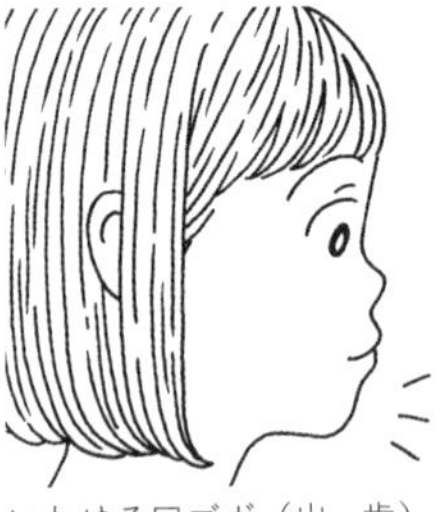

いわゆる口ゴボ（出っ歯）。前歯が前に突出しているため、口元が盛り上がって見える。

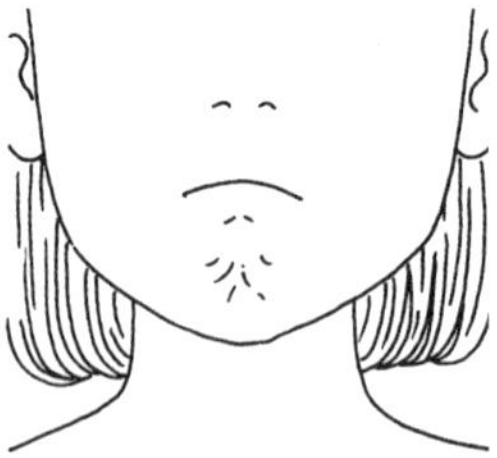

あごの梅干しジワ。口元が突出しているとできやすい。

のなかにも、歯を直したらCMの仕事が増えた人がいるとか。それだけ、歯並びは見た目の印象に直結するということがわかります。

整形以上の効果がある!?

問題なのは、ガタガタの歯並びだけではありません。

出っ歯（上顎前突）や受け口（下顎前突）気味だと、どうしても口元が突出しやすくなり、いわゆる「口ゴボ」「あごなし」「（あごの）梅干しジワ」という状態になります。

抜歯をして矯正をすると口元が奥に引っ込むため（68ページ参照）、程度の差はありますが、これらの状態が解消されます。

また、矯正によって不正咬合（90ページ参照）が解消すると、明らかに顔貌にポジティブな効果があらわれます。

横顔の美しさをはかる「Eライン」というものがあります。鼻先とあごの先を直線で結んだラインのことで、そのライン上に上唇と下唇がくることが美人の条件とされています。

抜歯矯正で歯並びを整えると、このEラインが明らかに変わりま

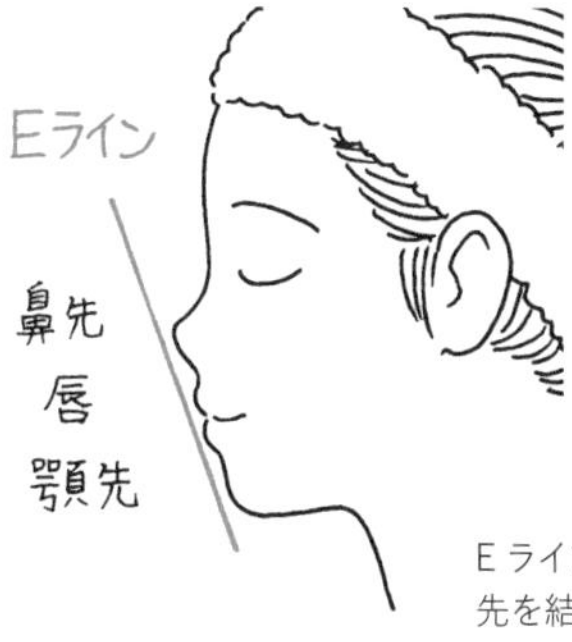

Eラインは鼻先からあご先を結んだライン。

す。

　私は出っ歯ではなかったのですが、以前はEラインの外側に唇がありました。歯列矯正を終えた自分の横顔を見てみると、明らかにEラインが整い、矯正前よりもきれいになっている気がします。あくまでも自己評価ですが。

　歯並びを整えることは、整形と同じくらい、いえ、整形以上の効果があると思います。私は整形をしたことがありませんが、歯列矯正によって顔の印象は明らかに変わりました。

　私はどちらかというと「口角下がり気味なタイプ」だったのですが、歯がきれいに並んだことで、物理的に口角を上げやすくなったような気がします。その結果、ふだんから笑顔でいることが増えました（これは「歯をしっかり見せても大丈夫だ」というメンタル的な影響も大きいと思います）。

　そうすると、自然に表情筋が鍛えられて、顔全体が引き締まったような……。気のせいかもしれませんが、歯並びがよくなっただけでなく、顔全体にもいい変化があらわれているようなのです。

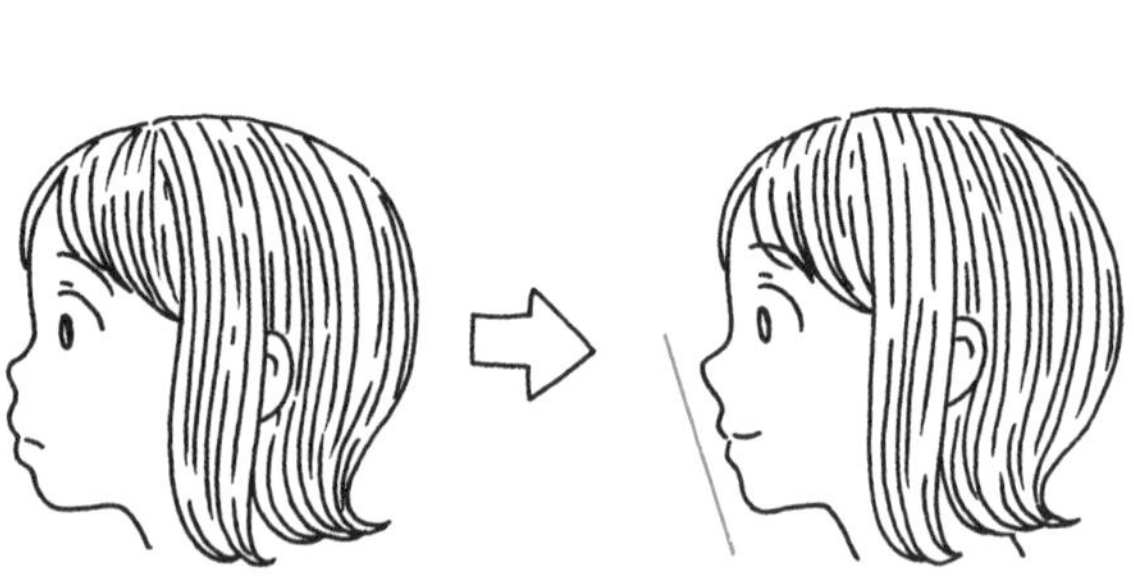

出っ歯気味の人が抜歯して矯正すると、Eラインが整うことが多い。

「いまさら」ではなく、「いまこそ」歯を直す

私が歯列矯正を始めようと決めたのは、40代も後半の48歳でした。

「え？　その年でいまさら？」

「そんなに歯並び悪かったっけ？」

まわりからはこんな声が聞こえました。

歯列矯正は「見た目をよくするもの」という先入観があるのでしょう。

でも、40代から歯並びを整え、歯をメンテナンスすることは、「見た目をよくする」以外にも、**歯磨きをしやすくする、噛み合わせを整えて咀嚼能力を高める**といった、非常に大きな意味があるのです。

……と言われても、まだ若くて、歯のトラブルを感じていない方は、歯磨きのしやすさや噛み合わせの大切さを実感できないはずです。

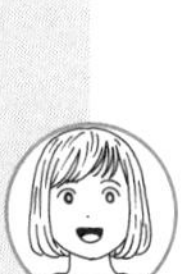

患者さんの年齢層

通っていた矯正歯科の待合室で見かけた患者さんは、20～30代の若い女性が多かったです。年齢でいえば私はかなり上のほうでしたが、同年代かなという人もちらほら。意外だったのが、若い男性が多かったこと。5人にひとりくらいは若い男性だったように思います。予約時間は平日の午前中が多かったせいか、中年以降の男性は一度も見かけたことがありませんでした。

美容以外の重大なメリット

かくいう私も、取材を通してその重要性を認識した次第です。

歯のケアを怠ると、加齢とともに、虫歯や歯周病の危険にさらされます。口臭に悩んだり、歯を失ったりということにもなるのです。特に歯周病は虫歯と違って痛みがないので、進行しても自覚症状がありません（第2章参照）。さらに、歯周病は糖尿病や認知症の発症リスクに関連することがわかっています。

また、噛み合わせが悪いことで上手に咀嚼できなければ、胃や腸などの消化器系に負担をかけ続けることになります。

「口から食べて、唾液を出してよく噛んで、食べ物を消化する」というのは、人間が生きていく上で重要な能力です。そのための大切な役割を果たすのが、健康で噛み合わせのいい歯なのです。

歯列矯正は「見た目」のためにやるもの。

私も当初はそう考えていましたが、数々の歯科ドクターへの取材によって、噛み合わせの重要性を知りました。30ページで登場する

歯並びを直すメリット①

- 歯の手入れがしやすくなる
  （虫歯や歯周病の予防→歯の寿命が延びる）
- 咀嚼（食べ物を噛む）機能が改善する
  （消化がよくなり、内臓への負担を軽減）
- 歯が前に出ていることで閉じにくかった口が改善する
  （ドライマウスも改善）

女性のように「美容面ではなく、老後と健康のために噛み合わせをきちんと直したい」という動機で矯正を始める人もいます。

「見た目」だけでなく、いつかくる老後を見据えて矯正を始める。

これって、とってもかっこいいし、理にかなった考え方だと思います。

歯のことを、先延ばしにしてしまう……

ある意識調査で、「自分の歯や口の中が健康か？」という問いに「そう思わない」と答えた人が過半数を超えています。そして「もっと早くから歯の検診・治療をしておけばよかったと思うか？」という問いには、約8割の人が「そう思う」と答えています。＊1

自分の口の中の健康には自信がないのにもかかわらず、多くの人が先延ばしにしているという結果が見えます。ダイエットや片づけと同じように、「いつかやろう」とモヤモヤしながら、つい先延ばしにしがちなもの。それが「歯」の問題です。

リタイア世代が健康について後悔していることの第1位は、「歯

歯並びを直すメリット②

- 歯のすき間からの空気漏れが改善し、発音がよくなる
- 顎関節症の予防・改善になる
- 噛み合わせをよくすることで、
  運動能力や体のバランスが改善する
- 自信を持って笑ったり、話したり、歌ったりできる
  （メンタル面にもプラスの影響）

の定期検診を受ければよかった」ことだそうです。＊2

それだけ「歯のケア」というのは、取り返しのつかないものなのです。

人生１００年時代、40代はまだ折り返し地点にもきていません。

「いまさら」ではなく「いまこそ」。40代は歯を立て直すラストチャンスです。

＊1「歯科医療に関する一般生活者意識調査」日本歯科医師会（2020年）
＊2「『人生の振り返り』に関するアンケート」gooリサーチとプレジデント編集部の共同調査（2012年）

年をとっても矯正はできる？

「健康な歯と骨」さえあれば何歳でもできる

歯列矯正といえば、子どもや若い人がやるもの、というイメージがあります。

当初は私も「40代で矯正なんてできるのだろうか。歯医者さんに断られるのではないだろうか」という不安がありました。

実のところ、矯正ができるかどうかは、年齢に関係ありません。**矯正に必要なのは「健康な歯とそれを支える骨」だからです。**

歯は、歯を支える土台の骨（歯槽骨《しそうこつ》）によって支えられています。いうなれば、大根が土に植えられているイメージです。

土台の骨が健康ならしっかり植わっているのですが、歯周病が進行すれば、土台がゆるんでしまいます。矯正では歯に力をかけて歯

■矯正力がかかると……

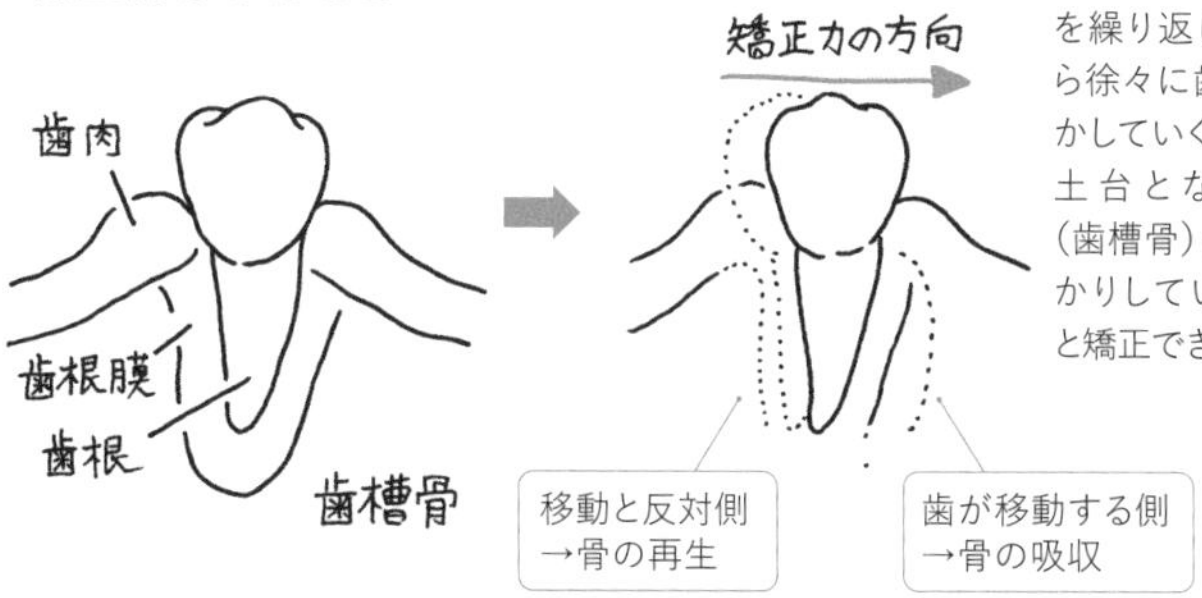

骨の吸収と再生を繰り返しながら徐々に歯を動かしていくので、土台となる骨（歯槽骨）がしっかりしていないと矯正できない。

と土台の骨を少しずつ動かしていくのですが、土台が弱いと、力をかけたときに歯が抜けてしまう可能性があります。そのため、歯周病が進行している場合は矯正ができないケースもあります。

逆をいえば、**歯と骨さえしっかりしていれば、いくつになっても矯正は可能。50代、60代で歯列矯正を始める人もいるそうです。**

10代の矯正とは意識が違うから、「戻らない」

とはいえ、体の細胞が元気な若いうちに矯正したほうがいいのは百も承知です。

でも、私自身、若いころは経済力もなく、歯列矯正には二の足を踏んでいました。ようやくわずかながら経済力がつき、「余裕をもって自分で料金を払える」ようになったのが40代のいまなのです。

それに、10代のうちに親にお金を出してもらって矯正した人は、いやいや矯正したというケースも多いもの。思春期に矯正した人に話を聞くと、「とにかくいやだった」「つらすぎて途中でやめてしまった」「リテーナー（保定装置）をサボって後戻りした」という声が少

美人はみんなやっていた!?

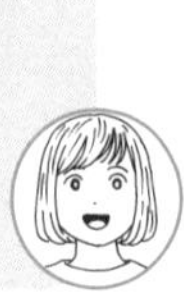

同年代の友人や知人で歯並びのきれいな人を見ると、いつも「いいなあ、うらやましいなあ」と内心思っていました。きれいにそろった歯が口元からちらりとのぞくと、すごく品がよく見えるから。でも、あとから話を聞いてみると、「私も30代で歯列矯正をやったの」「私も大人になってから矯正したよ」という人がほとんど。なんだ、やっぱり美人は歯にお金をかけていたのかという種明かしがありました。

なくありません。

長年歯並びで悩んだ大人の矯正は、自分の意思で、自分のお金で始めるのですから、覚悟が違います。実際に、大人になってから矯正を始める人は意識が高く、日々のケアにも真面目に取り組むそうです。

虫歯、インプラントなどがある場合は？

大人の歯は、多くの場合どこかしらに治療痕やトラブルを抱えているものです。「歯に不安や悩みがあるから……」と矯正に踏み切ることを躊躇している人もいるかもしれません。ドクターによる考え方の違いはありますが、基本的には次のようになります。

●虫歯がある

虫歯がある場合は、矯正装置をつける前に治療をすませておく場合が多いようです。矯正治療と虫歯治療を同時進行するクリニックもあります（矯正のために抜歯予定の歯に虫歯がある場合は、治療は必要ありません)。

● **差し歯や被せ物がある**

差し歯や詰め物、被せ物などがあっても、矯正は問題なくできます。矯正は歯の根っこの部分を動かす治療だからです。

● **欠損歯がある**

欠損歯の位置や本数にもよりますが、補綴治療(インプラント、ブリッジ、入れ歯など)も治療計画に含めて、並行しながら矯正を進めることになります。

● **インプラントを入れている**

インプラントの人工歯根は動かすことができないので、動かないインプラントの歯ありきで治療計画を立てます。また、インプラントを埋入するための準備として、まわりの歯並びを整えるために矯正をすることもあるそうです。

歯にトラブルのない人なんていない!

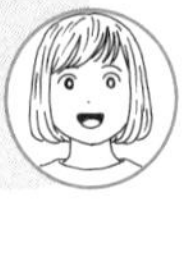

人生40年も生きていれば「完璧な歯」を持つ人は少ないようです。自分のまわりを見回しても、何かしらのトラブルやコンプレックスを抱えている人がほとんど。ちなみに40代前半で虫歯(治療済含む)ゼロの人は0・8%しかいません(厚生労働省「平成28年歯科疾患実態調査」)。

● ブリッジを入れている

欠損歯をすでにブリッジで補っている場合は、いったんブリッジを取りはずして、矯正治療が終わったあとに作り直します。

● 抜髄した（神経を抜いた）歯がある

神経を抜いた歯であっても、歯根とまわりの組織が健康であれば矯正は可能です。

歯の状態によってケースバイケースですが、このように、歯に問題があっても矯正できるケースは多いようです。私も治療痕だらけ、決して完全とはいえない歯もありとても不安でしたが、矯正することができました。

ただし、矯正歯科オンリーのクリニックは、虫歯治療などの一般歯科に対応していないところも多いので、初診相談や精密検査で、どんな治療の流れになるのかをよく聞いておきましょう。

「歯がダメになったら、老後は楽しくない！」老後のための矯正

●A・Sさん（41歳）

DATA

矯正の種類	ワイヤー矯正（裏側）
矯正期間	2年半（継続中）
費用	150万円（初期130万円+月々5000円）

私が矯正を始めた理由は、見た目や美容目的ではなく「老後」と「健康」のため。もともと噛み締めグセによる知覚過敏がひどく、定期的に歯科医院に通っていました。知覚過敏対策として、もう何年も寝るときに治療用のマウスピースをしていたくらいです。

噛み合わせの悪さからよけい噛み締めてしまうらしく、歯ぎしりによる知覚過敏の痛みを改善するには矯正で噛み合わせを直すしかないという選択になりました。

実は私は、若いころから「老後の備え」フリーク。「楽しい老後」を夢見て、貯蓄に励み、ライフプランを随時整えるのが趣味なのです（笑）。あるときハッと気づきました。「歯がダメになったら、老後は楽しくない！」って。老後に自分の歯で思いきりおいしく食べられなかったら、全然幸せじゃないですよね。し

かもおしゃべりも大好きなので、私にとって楽しいことはすべて口に関係しているのです。だから、歯にはちゃんとお金を使おうと思いました。

裏側のワイヤー矯正にしたのは、前歯を舌で押すクセも歯並びや噛み合わせが悪くなる原因と指摘されたから。裏側に装置があると、舌が正しい場所に収まりやすいそうです。

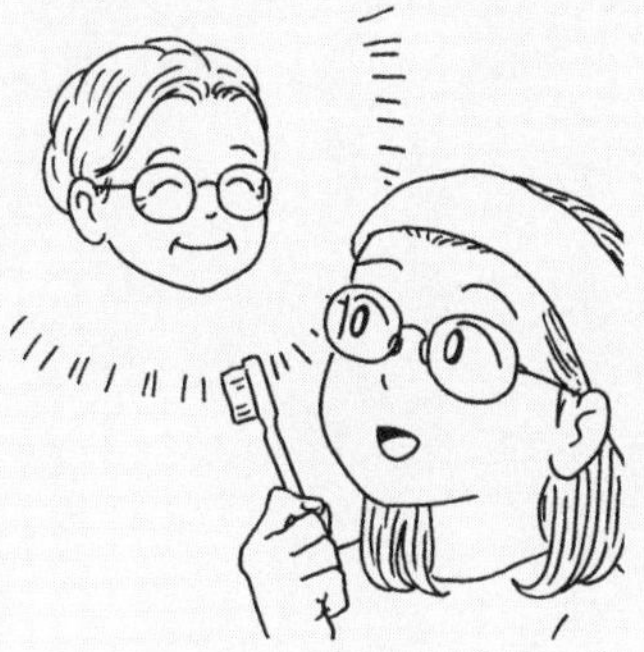

楽しい老後を夢見て……♡

矯正を始めて3カ月で、重なっていた前歯は並び、きれいな歯並びになりました。でも、歯がなかなか下りてこず噛み合わせが整わない状況でした。そこで、歯医者さんと治療計画を相談して、前歯にフックをつけてゴムで引っ張ることに。するとすぐに下りてきました。それがダメなら「抜歯＋上あごアンカースクリュー」だったので、ゴムで下りてきてよかったーと、ほっとしているところです。

装置にも慣れたので、生活で不便さを感じることはほぼなし。最初の3カ月くらいは滑舌の悪さに悩まされましたが、その後は問題ありません。

矯正を始めて約2年半ですが、前歯がもう少し下がってきたら終わる予定です。保定をしっかりしながら、楽しい老後を目指して30年後、40年後も健康な歯を保とうと思います。

3種類の歯列矯正。自分に合ったものは？

監修の國井先生に、「歯列矯正ってそもそもなんですか？」と聞いたところ、「**持続的に弱い力をかけながら、歯を動かす治療です**」と、明快なこたえが返ってきました。

矯正治療は、大きく分けて次の3つがあります。いずれも「弱い力を持続的にかけて歯を動かすための装置」です。

①ワイヤー矯正〈表側（唇側）〉
②ワイヤー矯正〈裏側（舌側）〉
③マウスピース矯正

ワイヤー矯正は、1本1本の歯の表面にブラケットと呼ばれる装置をつけ、ブラケットにワイヤーを通して、力をかけながら歯を動かしていく方法です。症例や治療段階によって、歯を動かすために顎間ゴム、パワーチェーン（網状のゴム）、スプリング（バネ）、アンカースクリュー（ネジ）などを組み合わせることもあります。原則、矯正中に装置をはずすことはできません。

マウスピース矯正は、透明なマウスピースを装着して歯に力をかけ、マウスピースを定期的に交換することで歯を動かしていきます。自分で着脱できるため、食事中、歯磨き時などはマウスピースをはずすことができます。

コンピュータで歯の動きを予測し、あらかじめ歯の動きに合わせた透明なマウスピース（アライナー）が複数枚（一般的には50枚程度）つくられます。1〜2週間ごとに、決められた順番通りに新しいマウスピースに交換し、徐々に目標の歯並びに近づけていきます。マウスピース矯正はできることにかぎりがあるので、向いているのは軽度の症例です。

■ワイヤー矯正で歯が動くしくみ

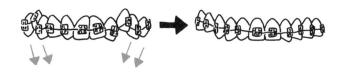

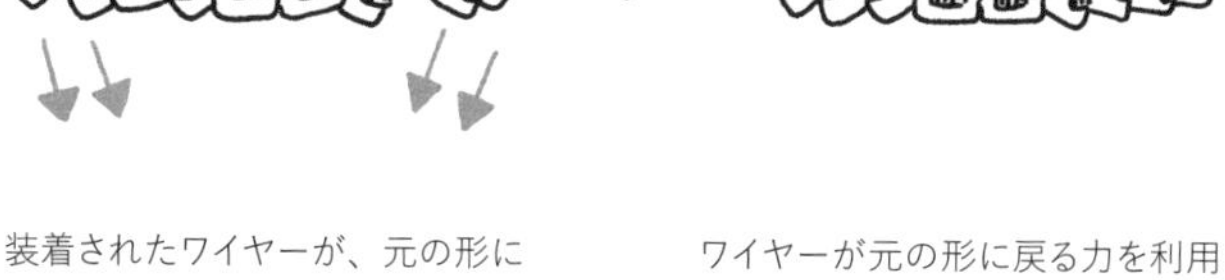

装着されたワイヤーが、元の形に戻ろうとして歯に力をかける。

ワイヤーが元の形に戻る力を利用して歯が動いていく。

①ワイヤー矯正（表側）

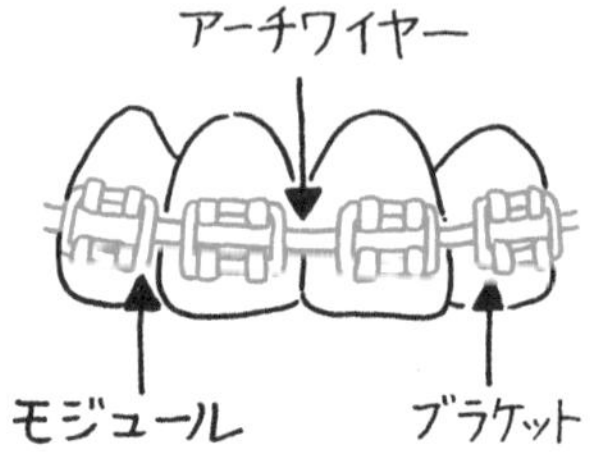

歯につけたブラケットにワイヤーを通して歯を動かしていく。ワイヤーの固定にはモジュール（ゴム）あるいはリガチャーワイヤー（結紮線）などを使う。モジュールにはチェーン状のものもある。

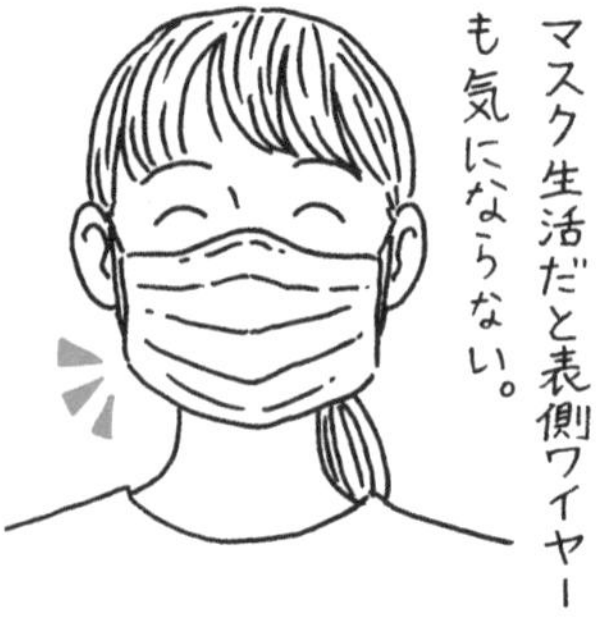
マスク生活だと表側ワイヤーも気にならない。

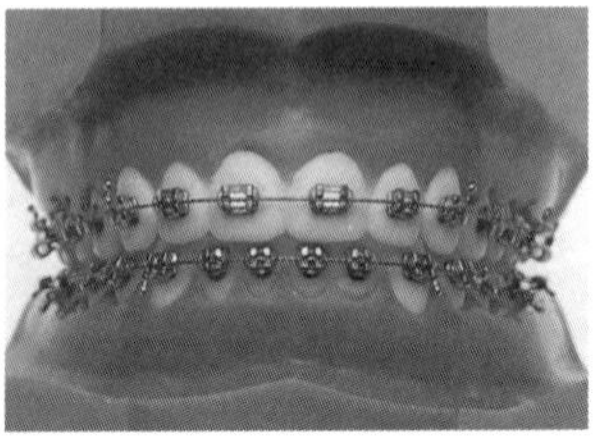

画像提供：株式会社トミーインターナショナル

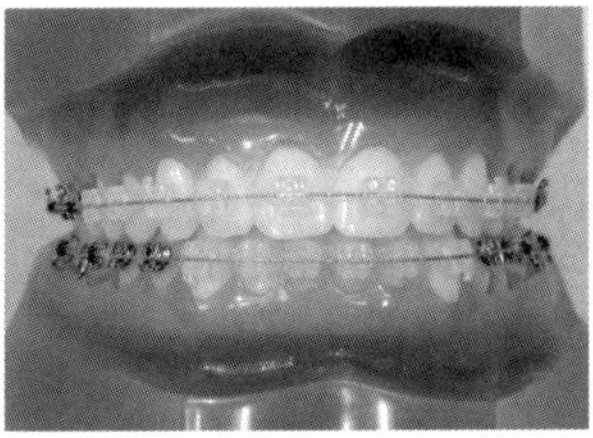

画像提供：株式会社トミーインターナショナル

ひと昔前は、銀色のブラケットとワイヤーだったが、現在は半透明のブラケットが主流。ワイヤーも白色を選べるので、装置が目立たない。

②ワイヤー矯正（裏側）

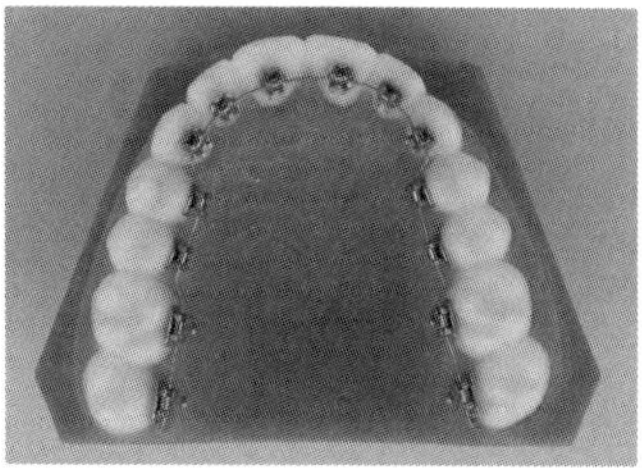
画像提供：株式会社トミーインターナショナル

歯の裏側にブラケットを装着する方法。舌側矯正、リンガル矯正ともいう。外からは見えないので、周囲の人に気づかれずに歯列矯正をすることができる。

③マウスピース矯正

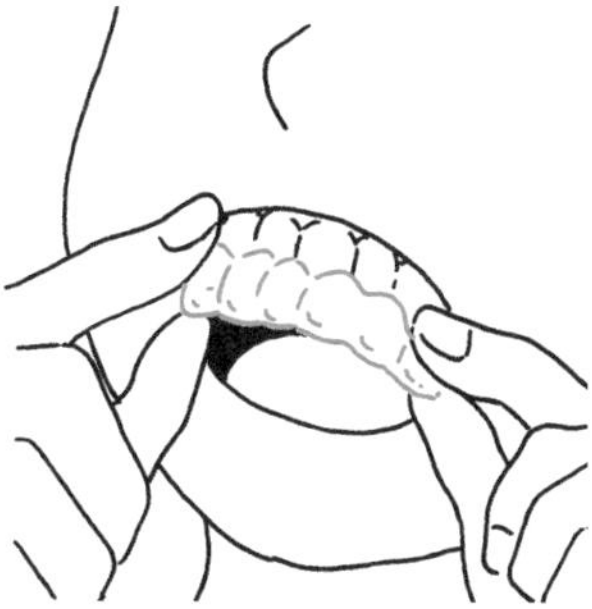

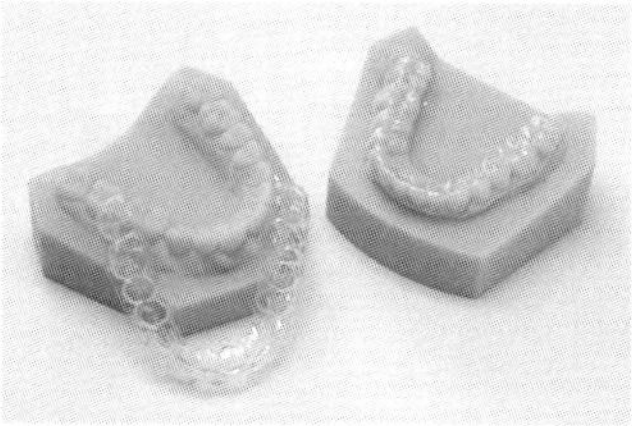
画像提供：ASO インターナショナル

コンピュータで歯の動きを予測し、あらかじめ歯の動きに合わせた透明なマウスピース（アライナー）を複数枚つくる。マウスピースは自分でつけはずしし、食事と歯磨き以外は装着し続ける。１～2週間ごとに、決められた順番通りに新しいマウスピースに交換し、徐々に目標の歯並びに近づけていく。

表側のワイヤー矯正が主流

スタンダードなのは、表側のワイヤー矯正です。歴史もあり、治療法が確立していて適用症例も広いため、通常、歯列矯正といえばこれを指すことが多いです。本書においても、表側のワイヤー矯正を前提に解説しています。

基本は歯の表側に装置をつけるワイヤー矯正で、装置が目立つのがいやな場合は、裏側のワイヤー矯正やマウスピース矯正という選択肢がある、と考えておきましょう。

表側のワイヤー矯正は「装置が目立つ」というイメージがありますが、いまでは無色透明や半透明のブラケットが主流で、ワイヤーも白いものを選ぶことができます。ひと昔前のような金属製（銀色）のギラギラした装置を選ぶ人は少ないそうです。

また、歯列矯正は、見た目だけでなく噛み合わせを治療するものなので、「どうしてもマウスピース矯正にしたい」「ここの歯だけちょっと動かしたい」といっても、全体に影響するため断られるこ

画像提供：オーソデントラム

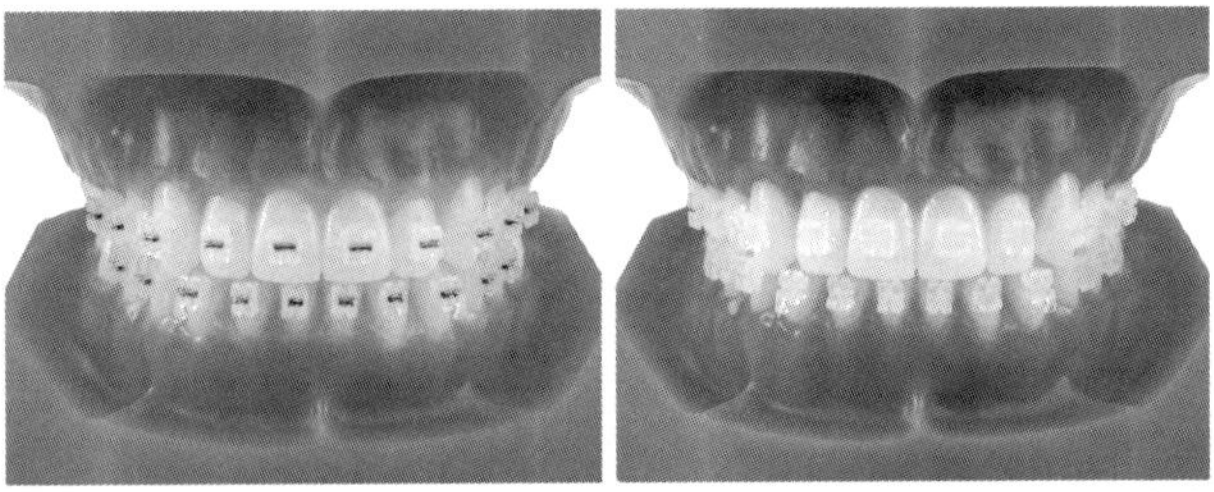

透明なブラケット。ブラケットのスロット（溝）に金属の入っているもの（左）と入っていないもの（右）。金属のほうが強度があるが、金属の入っていないほうは、金属アレルギーの人に使える。

ともあります。裏側のワイヤー矯正やマウスピース矯正は受け付けていないクリニックもあります。

私は、見た目のストレス軽減のため、②の裏側のワイヤー矯正にしました。口を大きく開けないかぎり装置は見えないので、見た目についてはノーストレスでしたが、滑舌が悪くなり苦労しました。

いずれもメリット・デメリットがありますが、滑舌への影響などは個人差も大きく、どれがよいかは一概にはいえません。一般的には「表側のワイヤー矯正がもっともさまざまな症例に対応できるスタンダードな方法である」ということを心にとめておきましょう。

※本書では、前歯や前歯の表面を削って白い被せ物をするセラミック治療、ラミネートベニアは取り上げません。これは矯正ではないからです。矯正治療の本来の意味は「歯を移動して歯並びや噛み合わせを改善する治療」であり、見た目だけでなく、口腔内の健康を維持するためにおこなう治療だからです（176ページ参照）。

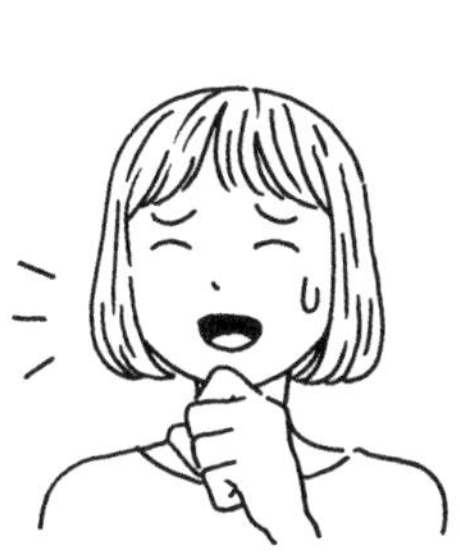

主な矯正の種類とそれぞれのメリット・デメリット

	ワイヤー矯正（表側）	ワイヤー矯正（裏側）	マウスピース矯正
	歯の表側（唇側）にブラケットを装着する。取りはずし不可	歯の裏側（舌側）にブラケットを装着する。取りはずし不可 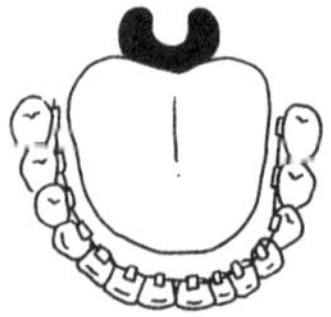	透明のマウスピースを装着する。取りはずし可能だが、装着時間を守るなど自律心と自己管理が必要
見た目	装置が見える・口元が多少出っ張る 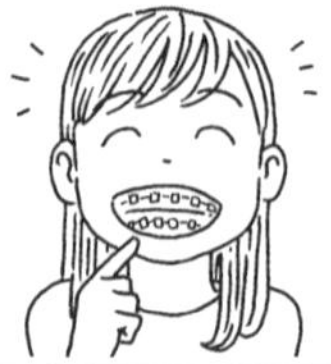	気にならない	ほとんど気にならない
症例	ほぼすべての症例に対応できる	ある程度の症例に対応できる	対応できる症例が限られる
手入れ	歯の外側であるため比較的しやすい	歯の内側であるため歯磨きがしづらい	はずせるため影響がない 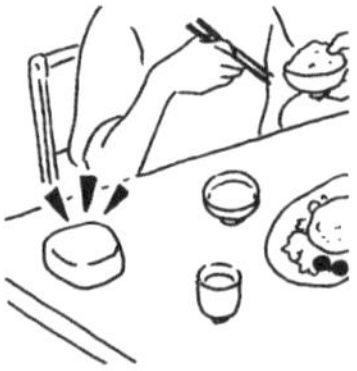
食事	制限がある	制限がある	はずせるため制限がない
滑舌	あまり影響はない	影響がある	装着時は発音しづらいこともある

歯列矯正のお金の話。結局いくらかかったのか

歯列矯正といえば「お金がかかる」というイメージがありますが、実際に安くない費用がかかります。なぜなら、治療といえども健康保険がきかないため、すべて自己負担になるからです（顎変形症など保険適用になるケースもあります）。

大人の歯列矯正の場合、トータルの費用の目安は次のようになり、消費税もかかります。

- ワイヤー矯正（表側）：80万～120万円
- ワイヤー矯正（裏側）：100万～150万円
- マウスピース矯正：50万～100万円

実際の料金はクリニックや症例によって変わりますが、一般的な

ワイヤー矯正（表側）のかんたんな流れとともに費用例を説明してみましょう。

治療を始める前に、初回相談・精密検査があります。初回相談のみであれば無料のところも多いですが、初回相談の次におこなう**精密検査（歯型作成、口の中の写真、レントゲンなどを撮って治療方法を提案する）は３万～５万円**をみておきましょう。この段階で納得できない場合は、装置をつける前に治療をやめることができます。

実際の治療に入ると、まず**50万～１００万円程度の装置料**がかかります。

ブラケットの素材（金属か、プラチスックかなど）やメーカーの違いによって、多少の料金差が発生します。

装置をつけているあいだは、１カ月に一度ぐらいのペースで歯を動かすための処置・調整をしていくのですが、**この料金が１回あた**

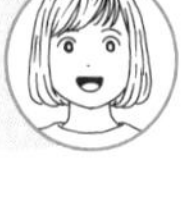

目立たないほど
お金がかかる

ワイヤー矯正の装置は、目立たないものほどお金がかかる傾向があります。いちばんお安いのが昔ながらの銀色のブラケット&銀色のワイヤーですが、いまではこれを選ぶ人は減っているそう。半透明のブラケット&銀のワイヤー、あるいは半透明のブラケット&ホワイトワイヤーを選ぶ人が多いようですね。

り5000円程度。矯正期間が2年の場合、5000円×24カ月で12万円。ただし、矯正期間は予定通りにいかないこともあるため、処置・調整料は終わるまで確定しません。

矯正装置がはずれたあとは、後戻り（歯が元の場所に戻ろうとすること）を防ぐために保定装置（リテーナー）をつける必要があります。**保定装置料が2万～5万円**程度、**数カ月ごとの観察料が3000～5000円**程度かかります。

このようにかなりの費用がかかるため、できればお金を貯めてからの治療をおすすめしたいところですが、クリニックによっては分割払いやデンタルローンを利用できます。

私の場合はトータルフィー制のクリニックでした。トータルフィー制は、矯正装置料、処置・調整料、保定装置料、治療後一定期間の観察料などが一括で含まれている料金体系です。毎月の通院時にお金を一切払わずにすむので、治療が長引いても安心できました。

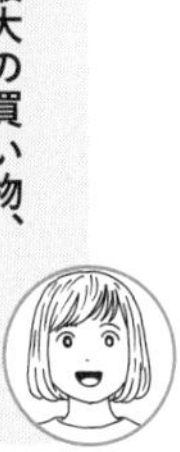

人生最大の買い物、それは……

家を買ったこともない、結婚式や披露宴も挙げていない、高級バカンスに行ったこともない私は、それまで100万円以上の買い物なんてしたことがありませんでした。半世紀近く生きてきて、実は歯列矯正が人生最大の出費だったのです。

〈私の場合〉・初診相談料：無料
・精密検査料：3万5000円＋消費税
・裏側矯正料金（トータルフィー）：103万7000円
＋消費税
・アンカースクリュー（別料金）：3万円×2本＋消費税

※アンカースクリュー……歯ぐきの骨に埋入するネジ。効率的に歯を動かすための固定源とする。

そのほか4本の抜歯を別のクリニックでお願いしたので、**抜歯費用が4万2140円**（初診料・処置料）かかりました。さらに口内炎の塗り薬や矯正用ワックス（装置が舌や頬の内側に当たる痛みを防ぐ）などで**5000円**程度の出費がありました。

計算すると**トータルで税込み124万6000円**（矯正料金は2％の一括払い割引がありました）。……なかなか勇気のいる金額です。

私は3種類のなかでもっとも高額な裏側矯正でしたが、マスクを

歯磨きしづらい裏側矯正

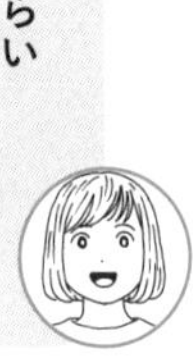

私が「表側のワイヤー矯正でもよかったな」と思う理由はほかにもあります。それは裏側矯正だと「食べ物がめちゃくちゃはさまるし、歯磨きがしにくい」から。表側の見えない部分にも装置をつけたのですが、その差は歴然でした。

していれば表側でも気にならないし、目立ちにくい装置も選べます。いま思えば表側矯正でもよかったなと思っています。

　最近では非常に安価（数万円）で始められるマウスピース治療の広告をネットなどでよく見かけます。が、数万円ではすまないケースがほとんどですし、前歯しか動かせないものは、噛み合わせの治療ができません。

　噛み合わせまできちんと治療するには、ドクターが毎回目で確認して微調整してもらえ、適用範囲も広いワイヤー矯正のほうがおすすめ。と、複数の歯科ドクターへの取材経験から、個人的には申し上げておきます。

料金だけで選ばない

　歯列矯正は高額ですから「少しでも安いクリニックを探したい」という気持ちになるのもわかります。

　ただ、高額だからこそ、そして自分の大切な歯を動かす治療だからこそ、料金の安さだけでクリニックを選ぶのはもったいない。多

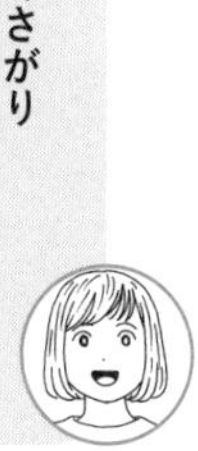

面倒くさがりには向かない？

　私も当初は「できれば手軽そうなマウスピース矯正がいいな……」と思ったことがあります。でも、元来の面倒くさがりでつけはずしをさぼりそうだし、そもそも上の小臼歯を大きく動かすことになるので、ダメだろうとあきらめました。実際、初診相談でもマウスピース矯正は一切提案されませんでした。

少料金が高いクリニックでも、相場の2倍、3倍というわけではありません。それよりも、毎回相談に乗ってもらえたり、ていねいな説明・処置をしてもらえるほうが安心です。

初診相談料にしても、無料でたくさんの患者を集めるよりも、お金をとってきちんと向き合ってくれるドクターのほうが誠実という考え方もあります。

もちろん、高額な治療イコール良質というわけではありませんし、安いからといって質が悪いというわけでもないでしょう。料金だけで選ぶのではなく、自分に合った、信頼できるドクターを選ぶことをおすすめします（56ページ参照）。

一般的な費用例（表側のワイヤー矯正の場合）

治療前

初診相談料：無料～ 5000 円
精密検査料：3万～5万円

☜ ここまでならやめることもできる

治療中

矯正装置料：50 万～ 80 万円程度
処置・調整料：1回 5000 円程度
（2年間であれば 24 回程度）

治療後

保定装置料：5000 ～5万円
観察料：1回 5000 円程度
（半年に一度、2年間の場合は4回程度）

※ブラケットやワイヤーの種類によって料金が変わる。目立たないものは高額になる傾向。
※アンカースクリュー（42 ページ参照）など、治療計画によっては別料金がかかることもある。
※裏側矯正は装置が高額で技術や経験が必要なため、表側矯正よりも高額になる。

2年という時間をどうとらえるか

期間の目安は、2年間。症例によって早く終わったり、長くかかったりすることもありますが、一般的にはこのくらいの期間を見ておくといいそうです。

私も当初2年の予定でしたが、実際には2年4カ月ほどかかりました。

なぜ時間がかかるのかといえば、前述通り「持続的に弱い力をかけながら、歯を動かす」治療だから。歯や歯を支える骨にできるだけ負担がかからないよう、じっくり、ゆっくり動かしていくわけです。歯の根っこのところで骨の吸収と再生を繰り返しながら歯を動かしていくので、むしろ時間をかけたほうが安心・安全なのです。

歯が動く速さは、人それぞれ違います。大人の歯列矯正の場合、骨が硬い人は動きが遅くなる傾向があるそうです。

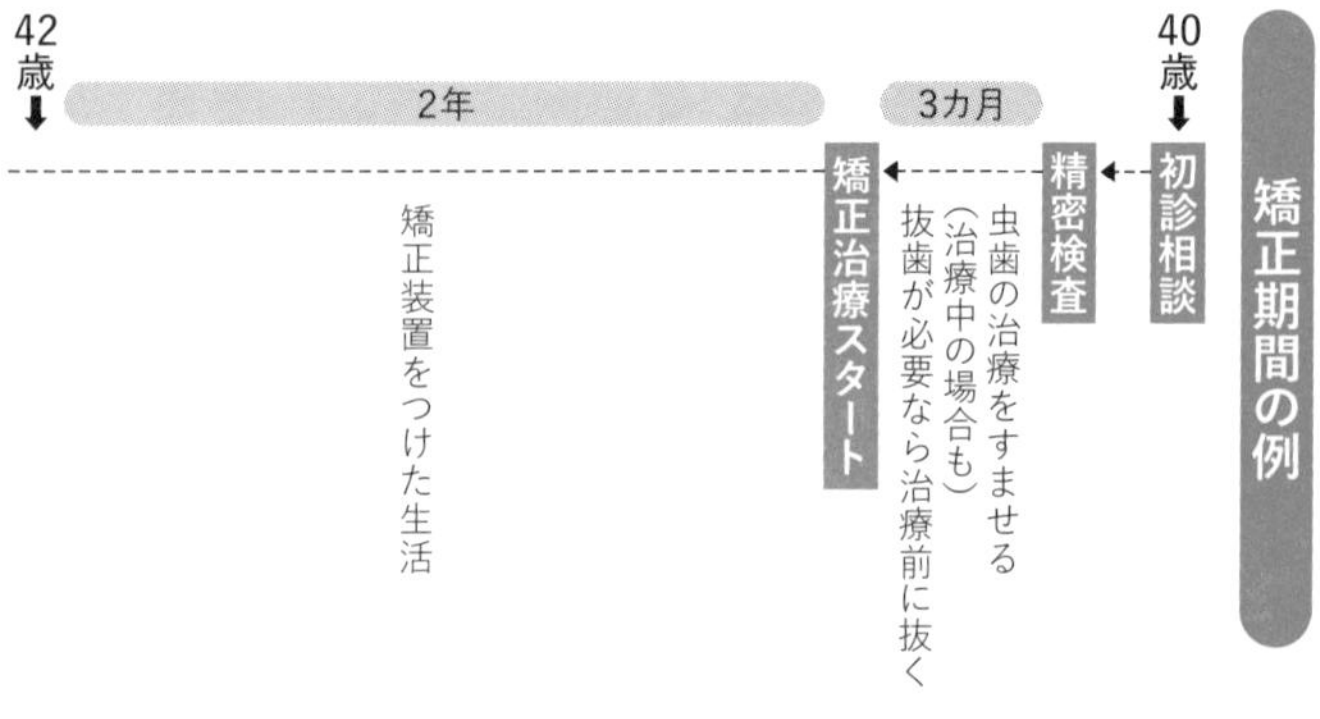

歯列矯正を始めると「あれ、歯ってどんどん動くんだな。じゃあもっと早めに終わるんじゃない？」と感じるものです。私もそうでした。

でも、自分ではきれいに並んだと感じても、全体の調整には時間がかかります。噛み合わせを整え、歯の根っこまできちんと並ぶように動かさなければならないので、専門家であるドクターの判断が必要なのです。

長い期間をかけるのは、動かした歯をしっかり保定させるという目的もあります。私も「下の歯はもう並んだから、装置をはずしてほしい！」などと思ったことがありましたが、そんなことをしたらすぐに後戻りしてしまうのです。きれいに並んだ歯に装置をつけっぱなしにするのは、固いワイヤーで固定しておくという治療段階です。

2年間といわれると、尻込みしてしまう人も多いかもしれません。でも、2年間は長いようですが、終わってみればあっという間というのが実感です。

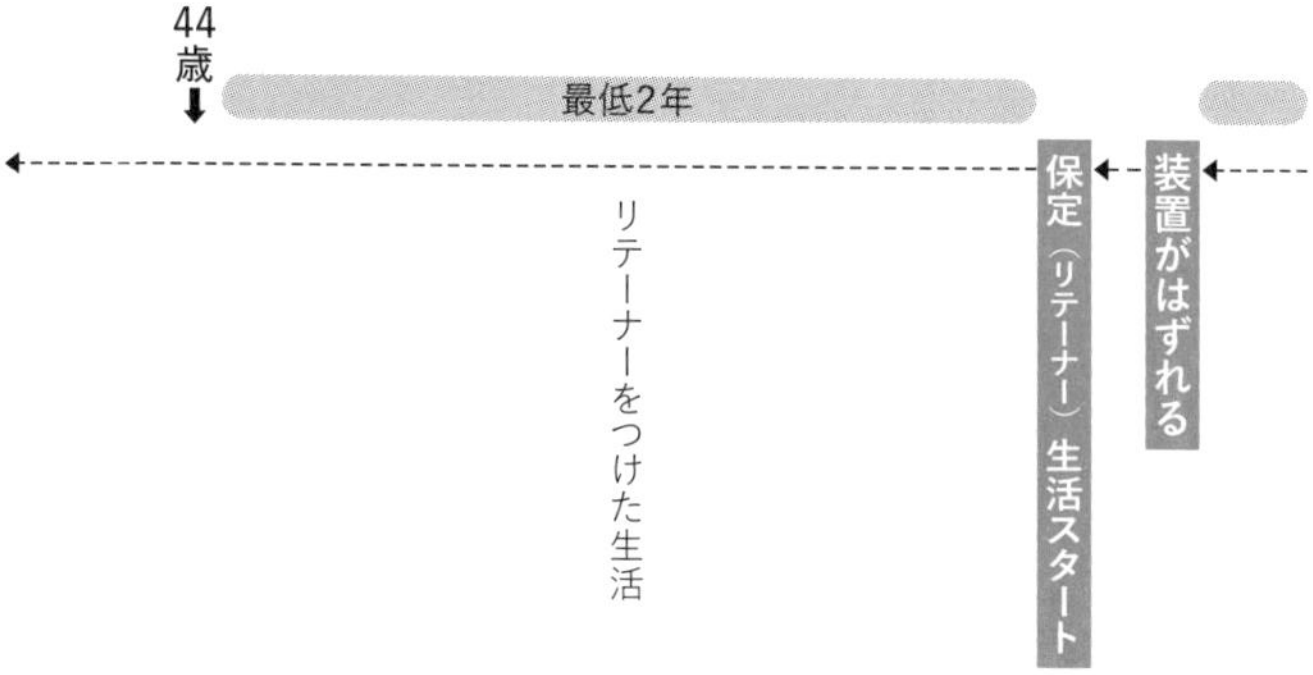

思春期や20代の2年間なら、装置をつけるのは多少「いやだなあ」と感じると思います。私も20代後半でちらりと矯正を考えたとき、「貯金をはたいて、20代の数年間、あれをつけてすごすのか……」と、思いとどまってしまったのです。

でも、いまは新しい恋愛があるわけでもなし、性格もすっかり図々しくなったので、気になりません。

それに、歯列矯正をすることは、歯への意識が高く、将来のことをきちんと考えているというステータスでもあるのです。

「就活のデメリットになるかも」と悩む若い方がいるそうですが、きれいな笑顔の社会人になるのですから、むしろ好印象だと思います。

人生のなかの「2年間」をどうとらえるか。

長い時間軸で「2年間の意味」を少し考えてみるといいかもしれません。

國井先生からこんなお話を伺いました。

晴れて装置をはずすその日、「やっとはずせる！」という解放感

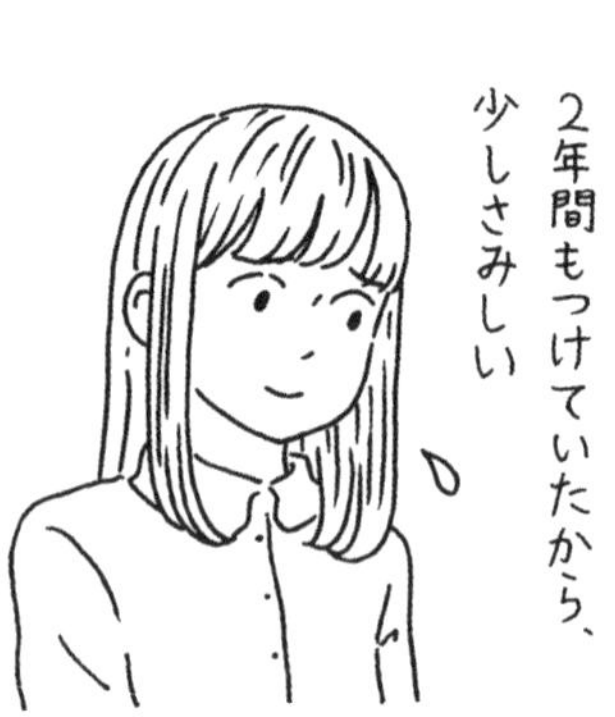

を感じるかと思いきや、さみしそうな表情をしてはずした装置を愛おしそうに「持って帰ってもいいですか？」と言う患者さんが多いそうなのです。

2年間も口の中に装置をつけていて、自分の体の一部に感じられるようになるのだと思います。

マウスピース矯正で後戻りと噛み合わせを改善!

● N・Mさん（37歳）

DATA

矯正の種類	マウスピース矯正
矯正期間	約2年（35 ～ 37歳）
費用	約52万円 （キレイライン：約13万円、 クリアコレクト：約39万円） いずれもトータルフィーで通院時の支払いはなし。

私は小学生のときにワイヤー矯正をしたことがあるのですが、後戻りしてしまっていたんです。大人になってから歯のガタつきを母に指摘され、自分でも磨きづらさが気になっていたので、SNSで見た「キレイライン」というマウスピース矯正を調べてみました。すると、家の近くで取り扱っているクリニックを見つけました。ワイヤー矯正よりもかなり安い価格だったので少し不安もあったのですが、カウンセリングを受け、信頼感を得たのでやってみることにしました。

「キレイライン」は前歯のみの矯正で、半年で終了。やっているうちに奥歯の噛み合わせも直したくなり、結局、同じクリニックで「クリアコレクト」というマウスピース矯正に切り替えて、奥歯の噛み合わせも直すことにしました。

３Dデジタルスキャンで歯の情報をとり、自分専用のマウスピースがアメリカでつくられます。ゴールまでのマウスピース（67枚）を自分で1～2週間ごとに取り替えて、徐々に歯を動かしていきました。透明で薄いプラスチックの歯型を、上下の歯にはめるイメージです。交換したばかりのときは、多少痛みを感じることもありました。

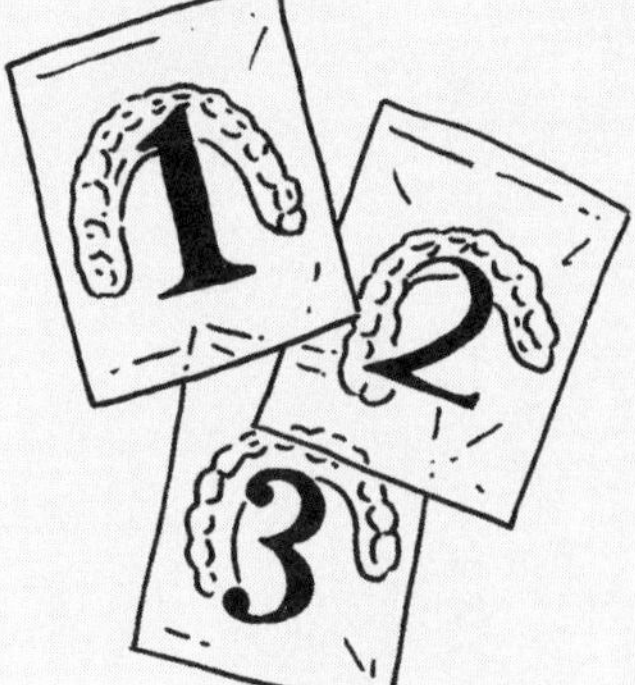

番号が振ってあるマウスピースがまとめて届くので、順番通りに装着していく。Nさんは67枚だったが症例によって個人差がある。

　マウスピースは自分で取りはずせるので、食事や歯磨き時のストレスはありません。食事以外の時間（1日22時間以上）はきちんと装着し続けなければならず、間食が多い人やサボりグセのある人は要注意です。取りはずしができないワイヤー矯正と違って、ある程度自己管理が必要といえるかもしれません。

　矯正中は月に一度くらい通院して、経過をみてもらいました。現在は後戻りを防ぐためのリテーナーを装着しています。歯科衛生士さんが「一度矯正したら、一生矯正」とおっしゃっていて、深く納得。歯はすぐに動くということを実感しているので、今後もメンテナンスをがんばろうと思っています。

自分の願望と目的を整理してみる

ここまで、矯正の種類、お金と期間について、一気に説明してきました。

次項からの「歯科医の選び方」に進む前に、一度ここで読者のみなさんが自分の歯についての悩みや願望、そして目的を整理するページを設けます。

歯や口元の何が気になっていて、どこをどのように直したいのか、人それぞれ本当に違います。

前歯の重なりを直したいのか、出っ歯を直したいのか、Eラインを整えて顔の印象に働きかけたいのか。歯並びよりも黄ばみやくすみが気になるのか……。同じような状態であっても、本人がどこまで直したいかによって、治療計画が変わってくる場合もあります。

漠然と「いつか歯並びを直したい」と思っている人も、次の項目について改めて考えて、メモを書き出してみてください。

メモで整理しておくことで、自分の治療イメージが徐々に浮き彫りになってきます。ここでのメモがあるとないとでは大違い。カウンセリングの際にこのメモがあれば、ドクターに自分の希望がしっかり伝わるはずです。

1. 自分の歯で気になっていること（矯正ジャンルに限らず）

例）出っ歯が気になる、受け口が気になる、歯並びが原因で自分の横顔が気になる、噛み合わせの悪さが気になる、すきっ歯が気になる、ガミースマイル（笑うと歯ぐきが大きく見える状態）が気になる、歯磨きがしづらい、虫歯や歯周病が気になる、欠損歯があるのが気になる、歯の色（くすみ、着色）が気になる、銀歯が見えるのが気になる、口臭が気になる

2. 治療の目的

例）歯並びをきれいにしたい、噛み合わせを整えたい、出っ歯、受

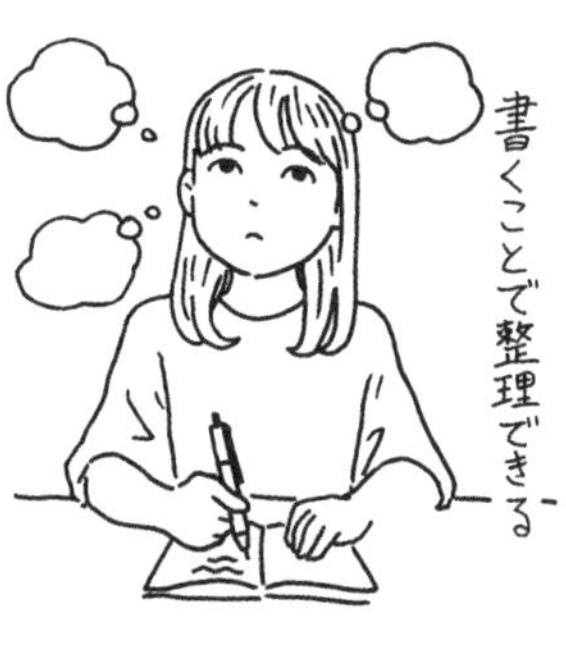

け口を直したい、顎関節症、顎変形症を改善したい、前歯を引っ込めてEラインを整えたい、歯の手入れをしやすくしたい、虫歯や歯周病を治療したい

3. 治療にあたっての希望は？

例）抜歯はぜったいにしたくない、場合によっては抜歯も考える、ぜひ抜歯したい、できるだけ目立たない治療にしたい、滑舌に影響のない治療にしたい、信頼できる治療法にしたい

4. かけられる費用

○万円

5. 歯科治療後、どのような自分になりたいか

例）思いきり歯を見せて笑いたい、鏡を見たときに、にっこり自信を持って笑いたい、歯磨きなど、手入れしやすい歯になりたい、噛み合わせをよくして健康になりたい、きれいなEラインの横

矯正でかなえたかったこと

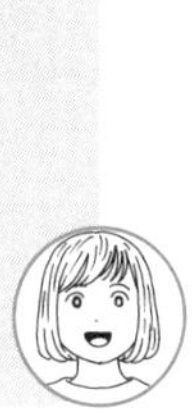

私のいちばんの希望は「ボロボロになっている歯（上の第一小臼歯）を抜歯して、内側に入っていた歯（上の第二小臼歯）を表側に持ってくること」でした。初回相談でその希望をしっかり伝えたので、結果その希望がかなえられ、満足しています。矯正終了時、ドクターも「希望されていたこの部分、きちんと並びましたね」と話してくださいました。

顔になりたい、きれいな歯並びと白い歯で若々しくなりたい、
笑顔で歯を見せて写真を撮りたい

監修の國井先生に伺ったところ、患者さんの気持ちに寄り添った治療計画を立てるためには、やはり患者さん自身の希望をしっかり聞くことが大切だそうです。私たち患者サイドは自分の目的や希望をはっきりさせて、ドクターとの意思疎通をはかれるよう努めましょう。

これは歯科治療だけでなく、体の不調などで病院を受診するときも同様です。メモに症状などを整理してまとめることで、伝わりやすさが驚くほど変わってきます。

後悔しない歯科医の選び方

矯正治療では、クリニック選びがとても大切です。

費用も高額で長期間通うことになるため、技術や治療経過に不安があったり、通院が憂鬱になったりするようなクリニックでは「やらなければよかった」という後悔につながりかねません。虫歯などの一般歯科と違って、かんたんに転院することもできないからです。

ここでは、矯正歯科クリニックを選ぶ際のヒントを紹介します。

一定の知識や技術が保証される「認定医」

まずはクリニックのホームページなどでもわかる、基本のチェックポイントから。

「矯正専門クリニック」であることが重要です。「一般歯科で矯正もやっているクリニック」の場合、矯正の専門医が常駐しているこ

まずはホームページを熟読

都内に住んでいると、歯科クリニックの数がとにかく多いのです。本格的に矯正をしたいと思い始めてから、通えそうな範囲の矯正歯科を夜な夜なピックアップしてはホームページを熟読していました。おかげで自宅まわりの歯科クリニックの場所と特徴にかなり詳しくなりました（笑）。

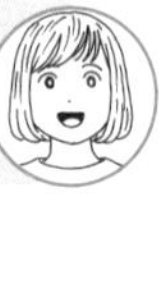

とが条件です。

虫歯などの一般歯科治療と矯正治療をかけ持ちでおこなっているドクターと、矯正治療専門のドクターとでは、どうしても技術や知識、経験値に差が出るからです。

また、日本矯正歯科学会または日本成人矯正歯科学会の「認定医（あるいは指導医）」であるかどうかもひとつのチェックポイントです。認定医は学会の資格制度で、知識や技術に一定の信頼性が確保できるからです（認定医はそれぞれの学会のサイトで検索できます）。

ただし、これはあくまでも「どこに行っていいかわからない」場合の指針でしかありません。認定医でなくても優れた技術を持っているドクターはいますし、その逆もありえます。一般歯科で信頼のおけるかかりつけのクリニックがあるなら、まずはそこで相談して紹介してもらうという手もあります。

あとはホームページの文言をよく読み、どんな診療スタンスのドクターかを確認します。非抜歯推奨であるとか、裏側矯正が得意であるとか、自分の希望に合致しているかどうかもたしかめましょう。

日本矯正歯科学会
（認定医・指導医・臨床指導医を探す）
https://www.jos.gr.jp/roster

日本成人矯正歯科学会
（全国の認定医・臨床指導医一覧）
https://www.jaao.jp/ippan_ichiran.html

初診相談と精密検査

よさそうなクリニックのあたりをつけたら、初診相談の予約を入れます。

初診相談ではドクターが口の中を確認して、どんな治療になりそうか、どのくらいの期間がかかりそうか、費用の目安などを説明してくれます。

ここで疑問や不安な気持ちにこたえてくれるか、納得のいく説明をしてくれるかをしっかりチェックします。

ホームページで料金目安を公開しているクリニックも多いですが、症例や装置によっても違いが出てきます。たとえば「オプションで目立たないホワイトワイヤーにしたい」という場合はトータルでどのくらいになりそうかなど、初診相談でクリアしておきましょう。

また、希望する治療ができそうかどうかも確認しましょう。

「どうしても非抜歯で矯正したい」とか、「できるだけ目立たない装置にしたい」とか、あらかじめ自分が希望する治療イメージを持っ

初診相談のポイント

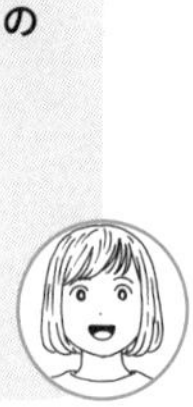

初診相談のポイントは「費用」と「期間」。そして「自分が希望する治療ができるかどうか」。ここで53ページでつくったメモが役に立ちます。費用については「〈調整料を含めたトータル〉がいくらくらいになるか」と聞いてみましょう。次ページで紹介する「セファログラム」についても、このタイミングで確認します。

ておくと判断材料になります。

初診相談をクリアしたら、次は精密検査です。初診相談は無料のところも多いですが、ここからは3万~5万円程度の費用がかかります。

精密検査では、レントゲンを撮ったり、歯型をとったりして、治療計画に必要となる詳細な検査をします。

精密検査での主なチェックポイントは「セファログラム（頭部X線規格写真）」での検査・説明がきちんとおこなわれるかどうか。

セファログラムとは、矯正治療専門のレントゲン。セファログラムのレントゲン画像をもとに、主要な計測点（前歯やあごの先端、大臼歯の位置など）を結んだ図をもとに分析した上で、治療計画を立てていきます。セファログラムは正確な診断に不可欠な情報です。

素人には少々むずかしい話になるので、相談予約のときに「セファログラムは撮りますか？」と確認をするとよいでしょう。

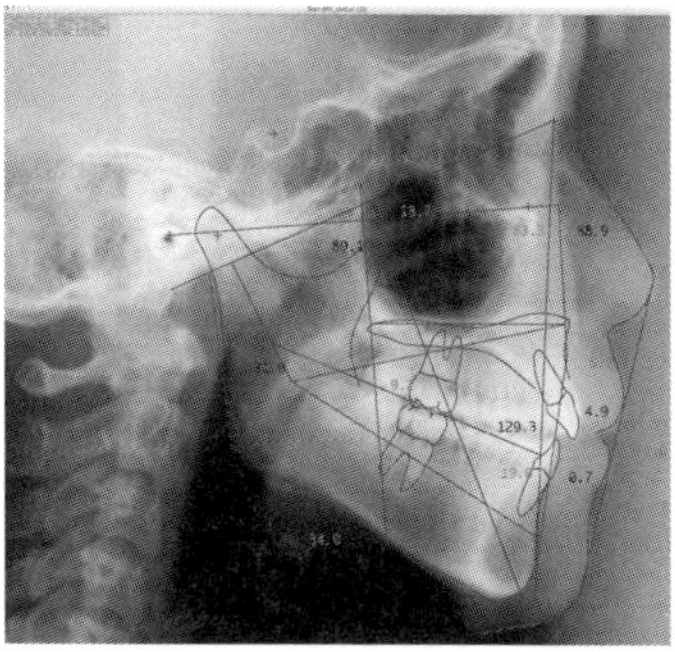

ソフトウエア「CephaloMetrics AtoZ Ver.21.0」によるセファログラムの画像分析。
画像提供：安永コンピュータシステム株式会社

可能な治療、スタンスにかなりの違いがある

歯科のドクターは、思った以上に治療方針や考え方に違いがあります。

矯正治療にかぎらず、同じ症状でもドクターによってまったく違う治療の提案を受けることが多いもの。「合わない」「なんだか違う」と感じたら、やめるか別のクリニックで相談することをおすすめします。

特に歯列矯正は虫歯などの治療と違い、数年間通い続けなければなりません。口コミだけに頼らず、実際にドクターと話して「感じがいい」「相性がよさそう」『ここなら続けられそう』という自分自身の直感も大切です。

また、人気のあるクリニックは魅力的ですが、通院時間がかぎられる人は予約のとりにくさがストレスになることも。診療時間や混み具合も確認しましょう。

私がクリニックを決めた3つのポイント

私は、矯正専門クリニックであること、認定医であることのほか、次の3つのチェックポイントを決めていました。

①通いやすいこと
②費用が明確なこと
③自分がイメージする治療ができること

まずは①。治療が長期にわたるケースが多いので、自宅や職場に近い、駅近あるいは駐車場完備など、物理的な通いやすさは大切です。私は通勤もなく都心にもあまり行かないので、自宅からほど近いエリアのクリニックを選びました。自転車で40分（駐輪場あり）、雨の日はバスや車も使えたので、通院を面倒に感じることはありませんでした。

治療にかかる所要時間は待ち時間を含め毎回1時間程度。私が

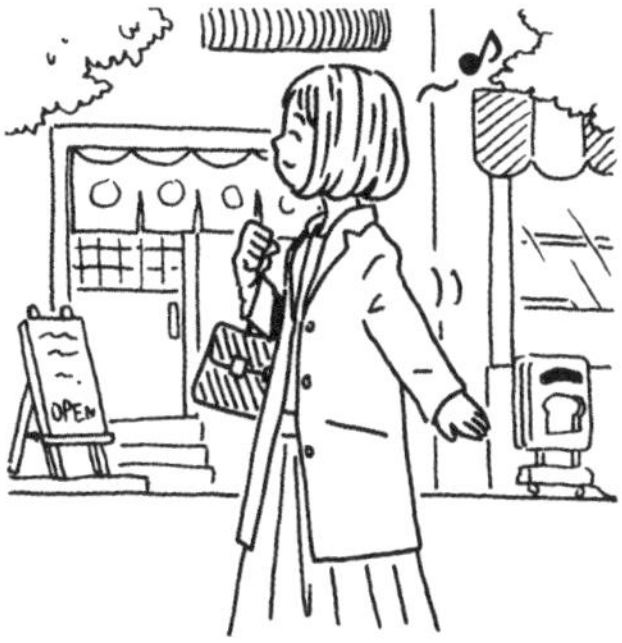

ふだん家で仕事をしているので、
治療帰りの街歩きが楽しかった。

通っていたクリニックは街中だったので、帰りにカフェや書店に寄ったりして、通院を苦痛に感じるどころか、むしろとても楽しみでした。帰りに洋服を見るとか、デパ地下でおいしそうなものを買って帰るのもモチベーションになりました。

次に②。私はトータルフィー制（41ページ参照）のクリニックを選びました。2年以上通院した感想としては、毎回お金を払わなくてすむというのは、時間もかからず、思った以上に快適！でした。

ただ、トータルフィー制を強く推すわけではありません。矯正料金と毎回の調整料が別であるほうが明朗だという考え方もあると思います。

大切なのは、どこまでが矯正料金に含まれているのか、トータルでどのくらいかかりそうかをしっかり確認すること。料金について、初心相談でていねいに説明してくれるかどうかは、大事なチェックポイントだと思います。

最後の③。

①と②はある程度、ホームページなど外側の情報でわかりますが、

予約のとりにくさがストレスに!?

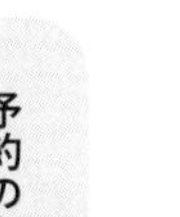

私はフリーランスで時間を比較的コントロールできるので、通院はだいたい平日の午前中。そのせいかスムーズに予約がとれました。会社帰りや土日にしか通院できない場合、予約がとりにくかったり、混んで待ち時間が長くなる可能性も。自分が通院しやすい時間帯の予約のとりやすさも確認しておくことをおすすめします。

この③は実際に相談してみないとわかりません。

私の場合、

- 上の第一小臼歯を抜歯して、内側に入っていた第二小臼歯を並べたい
- 裏側のワイヤー矯正にしたい

という希望があったので、そこをクリアできるクリニックに決めました。

私は何事も熟考するタイプではなく、「思い立ったが吉日」という性格なので、この3つをクリアした1件目で決めてしまいました。通っていたクリニックに不満はありませんでしたが、時間があれば、もう何件か初診相談をしてみてもよかったかなと思っています。

初診相談・精密検査は何件でもできますが、実際の治療はひとつのクリニックでしかできません。そのため、トラブルがないかぎり、当たりはずれはよくわからないというのが正直なところ。3つの条件をクリアして、問題なく治療を終えられたので、私にとっては満足でした。

初診相談で3カ月待ち！

人気のあるクリニックは、初診相談が3カ月待ちなんてこともあるようです。私はたまたま「あ、〇日にちょうど1件キャンセルがありました！」と早めに初診相談の予約ができました。ネット予約ができるクリニックも増えていますが、ネットがいっぱいでも電話をすれば予約がとれることもあります。

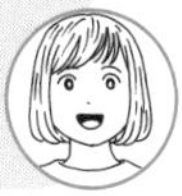

クリニックを決める前に

なんとなく信頼できそうだったから、説明がしっかりしていたから、人柄がよさそうだったから、家から通いやすかったから……など、何が決め手となって歯科医を選ぶかは、人それぞれだと思います。

矯正が終わった私の実感としては、担当の先生が上手だったのかそうでなかったのか、つまりクリニック選びが正解だったのかどうかは、正直わかりません。

矯正治療は何度も受けるものではないし、症例によって治療計画もさまざま、矯正のゴールも人それぞれだからです。トラブルなくきれいに並んだし、確実に噛み合わせがよくなっている実感があることはたしかです。

終わってから感じるのは「もう少し治療計画をしっかり聞かせてくれたら、もっと安心できたかも」ということ。私の場合、人気のあるクリニックだったせいもあり、毎回ていねいなカウンセリング、

信頼できる矯正歯科を見極めるための「受診時の目安」

1. セファログラム（頭部X線規格写真）検査をしている
2. 精密検査を実施し、それを分析・診断した上で治療をしている
3. 治療計画、治療費用について詳細に説明をしている
4. 転居等による治療中の転院のケース、その際の治療費精算まで説明をしている
5. 常勤の矯正歯科医がいる
6. 専門知識がある衛生士、スタッフがいる

※日本臨床矯正歯科医会による

というわけにはいきませんでした。ほかの矯正経験者の方々や監修の國井先生への取材で「え？　ほかのクリニックってそんなにていねいなの？」と思うこともしばしばでした。

そう考えると、治療前はもちろん、治療途中にも、しっかりした計画を説明してくれるかどうかは、安心して治療に臨むためのポイントだと思います。

たとえば治療前に、抜歯と非抜歯のシミュレーション、部分矯正は可能かなど、選択肢を示してもらえるかどうか。あごの骨に問題がある場合は、口腔外科と連携して外科的矯正治療が必要な場合もあります。

話をよく聞いてくれて、いまどんなことをしているか、これからどうなるかなど、その都度治療経過を説明してくれるドクターなら安心できると思います。

また、歯の動きは人それぞれなので、計画通りにいかないこともあります。たとえば「動きの悪い歯をどう動かしていくか」「アンカースクリューを入れるか入れないか」など、わかりやすい説明と選択

ドライな先生が気楽なケースも

上でも書いたとおり、私の通っていたクリニックでは、忙しさのせいかあまりていねいな説明はなかったように思います。が、私は美容院でも美容師さんと仲よく話をするのが苦手なタイプなので、正直、気楽だったという面も。でも、トラブルがあったり、不安なことがあったりしたときのことを考えると、やっぱり毎回ていねいに説明してくれるドクターのほうが安心ですね。

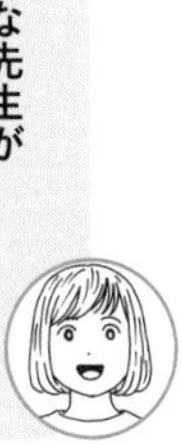

肢を示してくれるドクターならいいですよね。

矯正は大きなお金がかかるだけでなく、みなさんの大切な歯を人為的に動かすという治療です。自分の歯の状態、そして起こりうるリスクに納得してから臨むものだと思います。

「だれかがやっているから」などという理由で流されてやるものではないし、私も誰彼かまわず「あなたもやってみれば？」と軽々しくすすめるつもりはありません。

私自身、20代からずっと矯正したいという気持ちがあって、この年になってようやく決意できたのですから。

やるかやらないか、やると決めた場合はどんな治療にするか、どのクリニックにするかなど、読者のみなさんには後悔のない選択をしてほしいと思います。

失敗した買い物

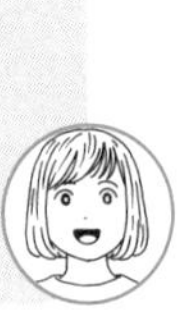

矯正を始める数年前、なんとか手軽に歯並びを直せないかと、アマゾンで売っている3000円くらいのマウスピース（歯ならびにも効くという触れ込み）を買ってみたことがあります。オーダーメイドでもないものを無理やりはめてはみたものの、歯並びが整うわけもなく……安物買いの銭失いで終わりました。

歯を抜くか、抜かないかの問題

歯列矯正をするにあたって、避けて通れない問題があります。

それは「抜歯」か「非抜歯」かという問題。

歯並びを整えるために「よけいな歯を抜いたほうがいい」あるいは「抜かなければ理想の歯並びにならない」ケースがあるのです。

抜歯が必要になるのは、主に歯列のアーチが小さく、歯が並びきらないために歯並びが悪くなっている場合です。その場合は矯正前に抜歯して、歯を並べるスペースをつくらなければなりません。

抜歯が必要なのに非抜歯で矯正をすると、狭いスペースに無理やり歯を並べることになり、後戻りしやすくなる、口元に突出感が出るなどのデメリットがあります。

抜歯をする場合、第一小臼歯を上下左右で4本抜くことが多いようです。親知らずもいっしょに抜歯するケースもあります。

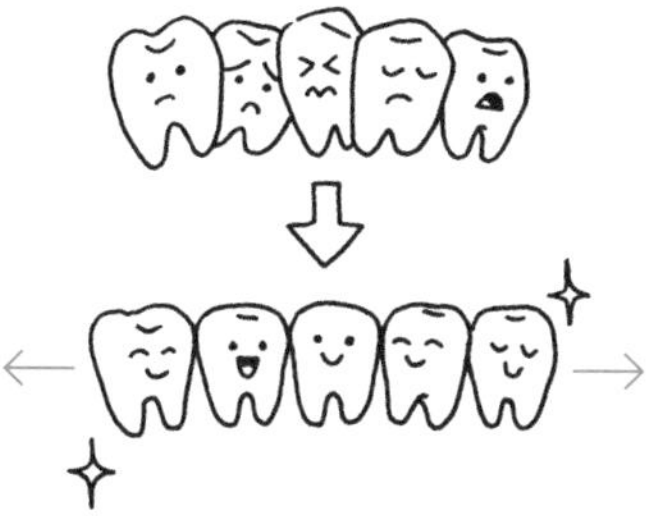

重なった歯をきれいに並べるには
スペースが必要。

抜歯か非抜歯かについては、専門家のあいだでも賛否両論があります。

「歯並びを整えるために健康な歯をあえて抜くのはよくない」というドクター、「無理に並べて後戻りして噛み合わせが崩れるなら、抜歯すべきだ」というドクターがいるわけです。多いのは「できるだけ抜きたくないけれど、抜かなければ直らないから抜歯をすすめる」というスタンスのドクターでしょう。

抜歯をすると、口元がすっきりする

抜歯と非抜歯では、矯正後の顔貌に違いが出ます。

かんたんにいえば、抜歯では口元が引っ込み、非抜歯では口元が前に出ます。

重なっていたり、ねじれていたりする歯をきれいに並べていくのですから、歯列のアーチはわずかに外側に広がることになります。そのため、抜歯の場合は口元が引っ込み、非抜歯の場合は口元が前に出るわけです。

抜歯と非抜歯

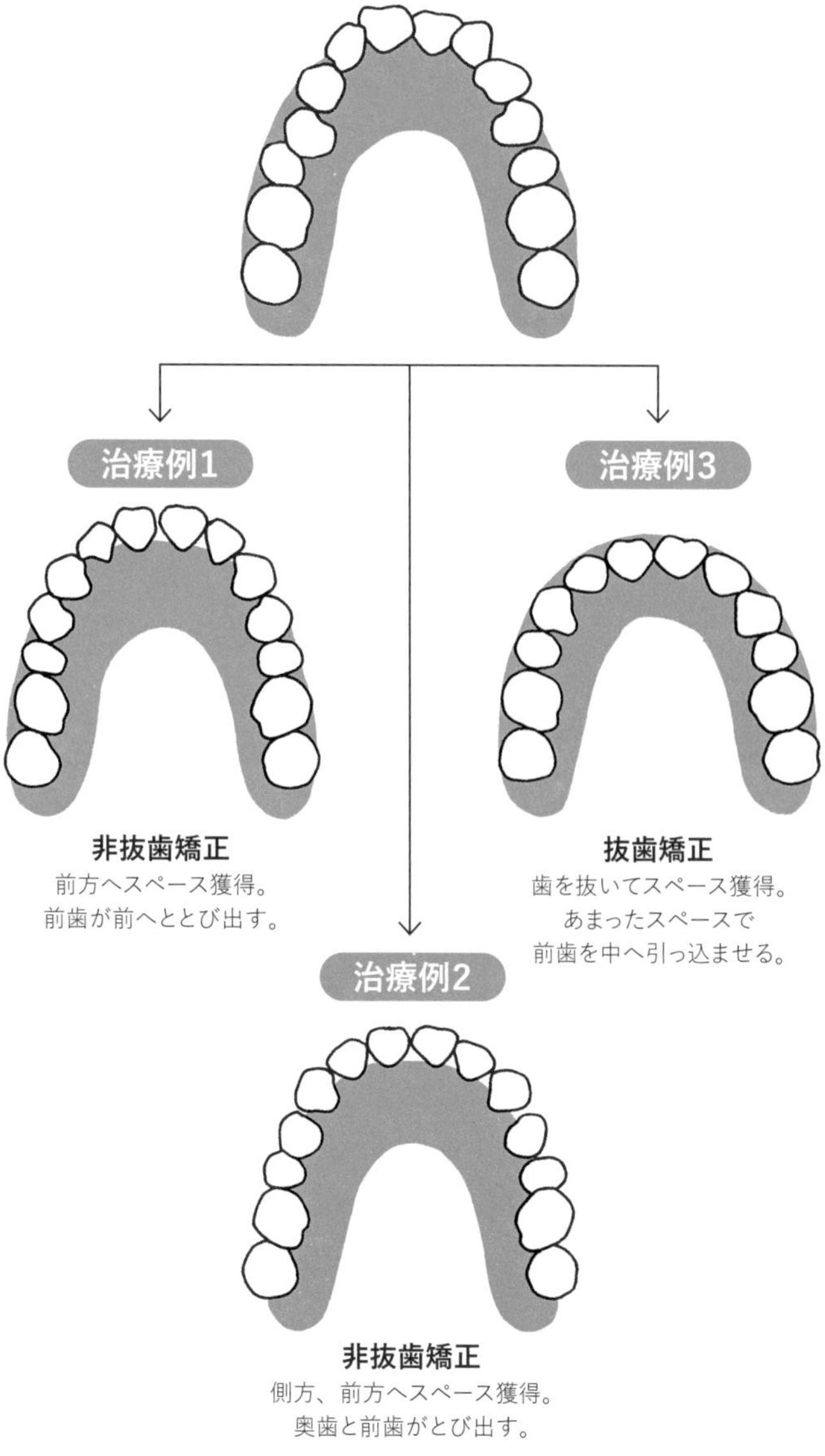
治療例1
非抜歯矯正
前方へスペース獲得。
前歯が前へととび出す。
治療例3
抜歯矯正
歯を抜いてスペース獲得。
あまったスペースで
前歯を中へ引っ込ませる。
治療例2
非抜歯矯正
側方、前方へスペース獲得。
奥歯と前歯がとび出す。

一般的には抜歯して矯正すると口元がすっきりしてEラインが整うので、横顔がかなり変わります。

出っ歯で悩んでいる人は、抜歯をすることで審美的なメリットがあるといえます。逆に、非抜歯で矯正をすると、出っ歯の人はますます歯が前に出てしまうことになります。

抜歯矯正には審美的なメリットや後戻りしにくいというメリットがありますが、やっぱり抜歯なんて怖いですよね。抜かずにすむなら抜きたくはないという人が大半だと思います。

抜歯か、非抜歯かについては、納得するまでドクターに相談することが大切です。メリット・デメリットをきちんと説明し、セファログラム（59ページ参照）による分析をもとに、抜歯・非抜歯の選択肢を提示してくれるドクターであれば安心です。

私自身は抜歯をして矯正しました。もともと出っ歯ではなかったのですが、抜歯をしたので口元全体が引っ込み、横顔はすっきりしたように思います。

決断がむずかしい問題ですので、前述した「自分の願望と目的」

（52ページ）のメモを見返して、矯正によって何を達成したいのかを確認しつつ進めましょう。

それから、抜歯して矯正すると「ほうれい線が深くなる場合がある」と聞いたことがありました。これ、かなり気になりますよね。私も悩みに悩んだあげく、「もういい年だし、ほうれい線が多少深くなってもかまわない！」という気持ちで臨みました。

結果的にはそれほど変わっていないように思いますし、20ページで書いたように口角を上げやすくなったので、表情筋が鍛えられて顔の印象はむしろ若くなっていると思います。あくまで自己評価ですけれど。

ちょっとだけ勇気のいる、抜歯のあれこれ

矯正のステップのなかでも、抜歯は少々勇気が必要です。

私は30代で親知らずを4本抜いているので抜歯の経験がありましたが（親知らずも、大人になってから歯並びが崩れる原因です）、当時、抜歯前にかなり緊張したのを覚えています。矯正にあたって上の第一

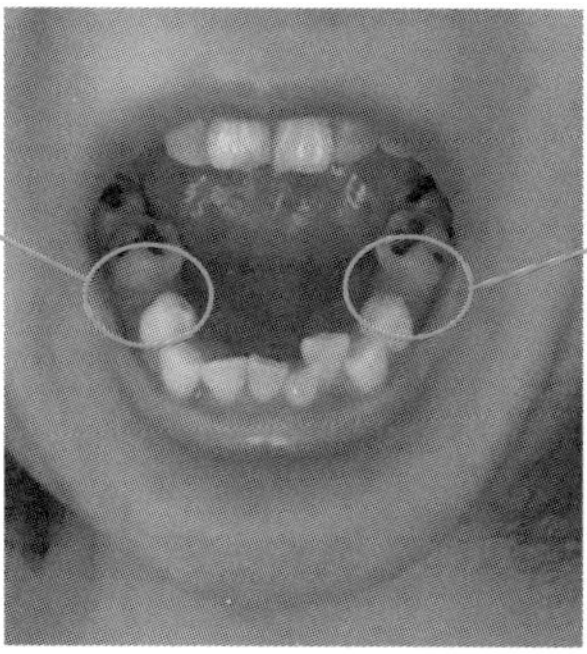

上の歯はボロボロだった第一小臼歯、下の歯は虫歯の治療痕があった第二小臼歯を抜歯しました。

小臼歯と下の第二小臼歯を抜いたので、さらに4本抜歯したわけです。

私の場合、下側の親知らずを抜くときにとても苦労したので（さらに後述するトラブルもありました）、矯正での抜歯は「すんなり抜けた！」という印象でした。

抜歯の施術中はもちろん麻酔をするので、ほぼ痛みはありません。ただ、麻酔が切れると痛みが出るので、鎮痛剤などを飲んでしのぎましょう（痛みのピークは当日～翌日くらい）。

当然ですが抜歯したところは穴が空き、そこから出血します。抜歯後はガーゼなどを噛んで出血を止めます。

抜歯後の穴には血餅（血がゼリー状に固まったもの）ができ、そこに新しい組織が形成されて、だんだん穴がふさがっていきます。落ち着くまでは強いうがいを避け、やわらかい歯ブラシでやさしく磨き、この血餅を上手に保ちます。

イチゴジャムのような状態が抜歯後のいい状態とされ、この血餅

抜歯した後は……

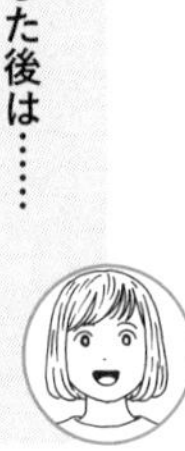

抜歯後は通常クリニックで「抜歯したときの注意書き」みたいなプリントをもらえるので、それにしたがって生活しましょう。抜歯から数日経って痛みが強くなるなど、ドライソケットが疑われる場合は、迷わず歯科を受診しましょう。

がうまくできないと、ドライソケットの原因になります。ドライソケットは抜歯後の穴の骨が露出して骨に細菌感染が起きている状態で、この状態になってしまうとものすごく痛みますし、治癒も遅れます。

はじめて抜歯をする人は、「自分の歯を抜くなんて」と、ドキドキしてしまうかもしれませんよね。抜歯後も穴がふさがるまでは気をつけて生活をしなければなりませんが、終わってしまえばなんてことはないのでご安心を。私の場合は抜歯した上の歯2本はひどい虫歯だったので、むしろ抜いてすっきりしました。

自分の歯は減ってしまいましたが、抜歯について後悔はしていません。若いころなら「健康な歯を抜くなんて怖い」と思ったかもしれませんが、中年になったいまは「悪い歯を抜いて、しかも歯並びまできれいにしてもらえるならありがたい」くらいの気持ちです。これも中年からの歯列矯正のメリット、といえるかもしれません。

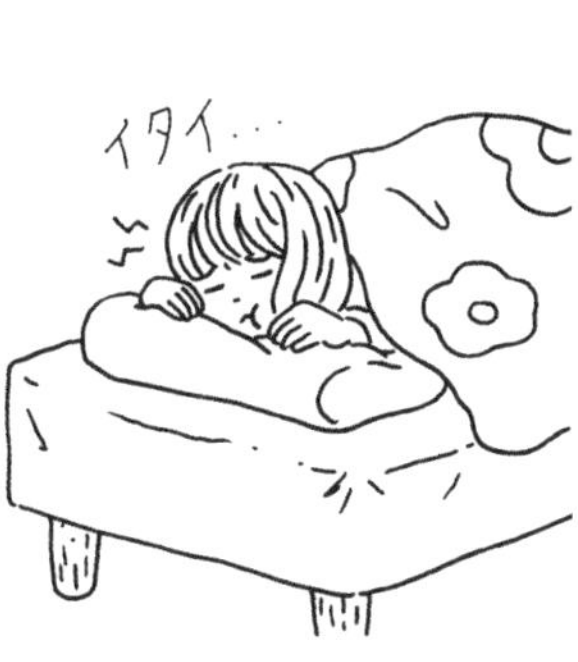

30歳からの抜歯矯正、笑顔に自信が持てるようになった！

●T・Zさん（36歳）

DATA

矯正の種類	ワイヤー矯正（表側）
矯正期間	約1年（30～31歳）
費用	約100万円

以前から歯並びが気になっていて、顎関節症の症状もあったので、矯正にはずっと興味がありました。たまたま同じ職場に歯医者さんで働いていた人がいて、彼女と歯について話をしているうちに「矯正したい！」という熱が高まって、決意しました。

矯正歯科はまわりの人のリアルな評判で、よさそうなクリニックに相談しました。仕事をしながらなので、通いやすいところ、さらに待合室の患者さんに同年代の大人が多かったのも心強かったです。やはり矯正は子どもがやるもの、というイメージがありましたので。

抜歯については、自分の要望を先生に伝えたところ、ていねいな説明があり、「あごに対して歯が大きいので、抜かないとダメだ」とわかりました。上下2本ずつ、合計4本の抜歯後、ワイヤー矯正の装置をつけました。矯正装置は見えてもかまわないと思い、表側のワイヤー矯正を選択。意外と気づかれることもなく、ストレスはありませんでした。調整日のあとはやはり歯が痛むので、プリンやヨーグルトなどを食べていましたね。装置が頬に当たって、口内炎ができることもありましたが、すぐに慣れてしまうので、大きなストレスを感じたことはなかったです。

私は順調に歯が動いたので、矯正期間は1年弱で終わりました。歯並びが整っただけでなく、顔の下半分が「シュッとした」印象があります。

矯正を終えてから5年ほど経っていますが、マウスピース型のリテーナーを装着しているので後戻りもしていません。顎関節症の症状も出にくくなりました。

矯正後は歯に対する意識が高くなって、歯磨きもデンタルフロスやワンタフトブラシなどを使って、ていねいにするようになりました。さらに銀歯を白い歯に替えて、気になるところを少しずつ直していっています。笑顔にも自信が持てますし、メンテナンスの意識も高まり、矯正をしてよかったと、本当に思っています。

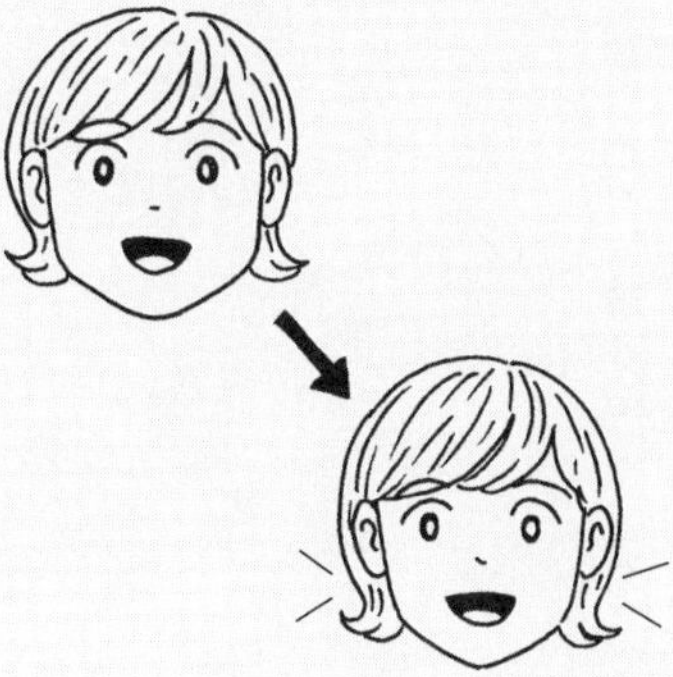

抜歯をしたので顔の下半分がシュッとした印象に。

暮らしのなかの歯列矯正

ワイヤー矯正では、全歯にブラケットをつけ、ワイヤーを通します。口の中に異物を入れたまま過ごすのですから、生活に多少の制約があります。

ここからは、ワイヤー矯正中の「痛み」「食事」「手入れ」について紹介していきます。

● 痛み

「歯列矯正は痛い」というイメージを持っている人も多いと思います。実際のところ、痛みはあります。

痛みを感じるのは「歯が動くとき」です。ワイヤー矯正の場合、月に一度程度通院し、歯を動かすためにワイヤーを締めるなどの調整をします。調整直後は歯が動くので、痛みが出るわけです。

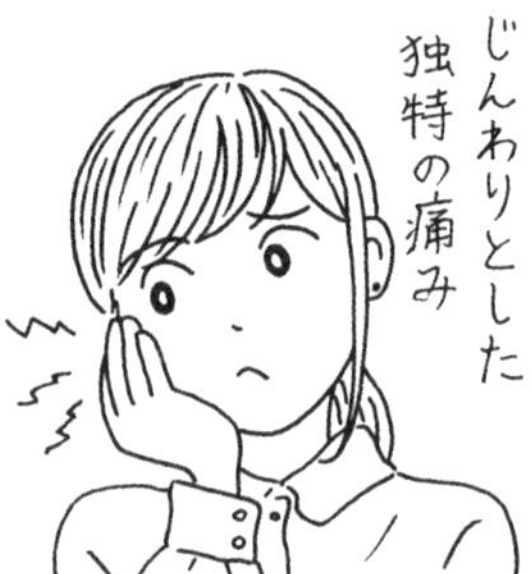

個人差があるでしょうが、私の場合は調整直後の数時間は圧がかかっている感じはするものの痛みはなく、数時間経つと歯の根っこのあたりにじんわりと痛みが出てきて、2、3日でおさまることが多かったです。頭痛と似たような症状が出ることもありました。

基本的には鈍痛なので、日常生活に支障はありません。が、痛みのある歯で食べ物を噛んだときは、とてもとても、痛いです。痛みが引くまではやわらかめの食事（うどん、グラタン、スープなど）でしのぎます。

とはいえ1カ月のうちの2、3日ですから、たいしたことはありません。**「痛みが出るのは歯が動いている証拠なんだ」と、ポジティブに考えるといいと思います。**

歯を大きく動かすほど痛みが出るので、微調整であまり歯を動かさない期間は、ほぼ痛みもありませんでした。

歯が動く痛みとは別に、食べたり話したりすると装置やワイヤーの先が頬の内側や舌に当たって痛むことがあります（表側矯正では頬の内側、裏側矯正では舌）。ひどいときは口の中が傷だらけになること

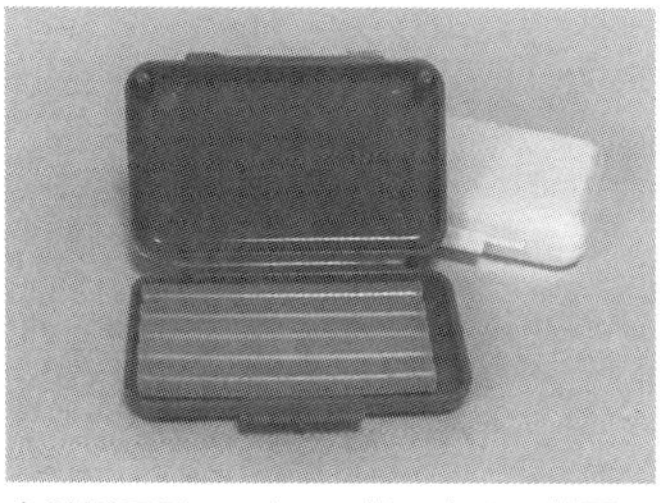

歯科矯正用ワックス。指で丸めて装置にくっつける。手軽で扱いやすいが、食事などでとれやすいのが難点。

も……。この場合、装置にワックスなどをつけて痛みを軽減します。私も歯科矯正用ワックスと「ギシ グー」というシリコン剤にお世話になりました。

● 食事

矯正中は、食事に多少の制限があります。

まず、せんべい、ナッツ、フランスパン、氷やアイスキャンデーなどの硬いものはNG。こういった硬いものは、噛み砕くことで装置がはずれたり、破損したりする恐れがあるので控えましょう。動かしている歯で硬いものを食べると痛むので、矯正中は自然と遠のきます。

弾力性のあるイカやタコ、硬い肉、シャキシャキしたキュウリやニンジンなども噛むと痛みが出やすいので苦手になります。装置にくっつきやすいガムやお餅もご法度です。

食べやすいのはおかゆやうどん、プリン、ヨーグルトなど。外食のおすすめはグラタンやハンバーグ、ごはんものなど、やわらかく

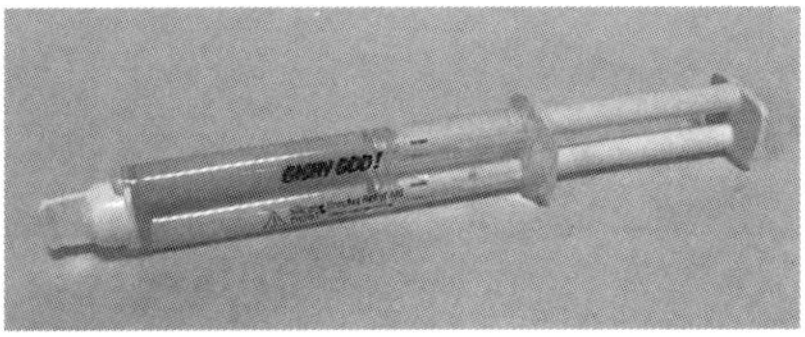

「GISHY GOO（ギシ グー）」。2つの基材を練り合わせて装置にくっつける。しっかり硬化するため食事などでもとれにくいが、扱いが少々むずかしい。こちらも前ページのワックスも、少量ならうっかり飲み込んでしまっても大丈夫だそう。私も数え切れないほど飲み込みました！

てほぐれやすいメニューです。

食べることが大好きな私は「好きなものが食べられなくなるのでは……」と不安でしたが、食事について意外にストレスはありませんでした。

矯正中はとにかく「動かしている歯」で噛むと痛いのです。だから、主に前歯を動かしている期間は奥歯で噛んだり、主に奥歯を動かしている期間は前歯でかじったりしていました。そもそも、歯が大きく動く調整後は噛むと痛むのですが、痛みの期間をすぎればだいたいのものは食べられます。

ハンバーガーも海老フライも焼き鳥も食べられますし、ケーキやアイスクリームはもちろん、ときにはクッキーも前歯でリスのようにカリカリとかじって食べていました。

スープのレパートリーを増やしたり、食べにくい野菜は細かく刻んでチョップドサラダにしたりと、好みに合わせて食事を工夫すれば、矯正中の食生活も楽しめます。

私の場合、調整日はかならず「サイゼリヤ」で夕食をとることに

食べやすいもの→やわらかいもの

- ハンバーグや麻婆豆腐などひき肉を使った料理
- グラタン、ドリア、オムレツ
- シチューなどの煮込み料理
- おかゆ、リゾット
- うどん（やわらかいもの）
- バナナ、桃
- プリン、ヨーグルト、アイスクリーム
- スポンジケーキ、蒸しパン

し、スープ数種類、グラタン、ドリアなどのやわらかいものづくしでディナーを楽しんでいました。おいしいおかゆやスープのお店を開拓するのもおすすめです。

矯正中に「やせるかも」と淡い期待を抱いていましたが、野菜よりもやわらかいパンやごはん、スイーツなどのほうが食べやすいので、まったくやせませんでした（笑）。実際に、矯正中にやせる人は少ないそう。矯正中にやせられるのは、食べ物に執着のない人かもしれません……。

● 手入れ

いつもより気合いを入れなければならないのが、歯磨きです。

ワイヤー矯正では、表側であれ裏側であれ、とにかく食べかすが装置に挟まりやすい！　食後に「装置に何も挟まっていない状態」であることはほぼない、といってもいいでしょう。

特にもやしやほうれん草などの葉物野菜、肉の繊維などはとりにくいので、要注意食材です。ラーメンなどの細長い麺が装置に引っ

食べにくいもの→硬いもの、弾力のあるもの、繊維の多いもの

- ステーキなどのかたまり肉
- タコ、イカ
- かまぼこ、こんにゃく
- れんこん、ごぼうなどの根菜類
- ほうれん草、もやし、にら
- えのき
- ラーメン、そば（硬い麺類）

個人的には生のキュウリやニンジンは、調整後めちゃくちゃ痛くて食べにくかったです（山崎）。

かかったまま喉の奥に入ると、プチパニックになることも……。

装置に食べかすが挟まるということは、汚れが残り、細菌が発生しやすくなるということ。歯ブラシを使って装置を清潔に保つのはもちろん、虫歯にならないよう、ふだん以上のていねいな歯磨きが必須です（一般的な歯磨きや日常の手入れについては、第2章で解説しています）。

歯磨きができないときは装置のすき間に歯間ブラシなどを入れてなんとか取り除くのですが、表側だと装置に残った食べ物が見えてしまうことがあるので、外食などでは気をつかいます。

ちなみに、私は矯正中、毎日就寝前に30分（！）かけて歯を磨いていました。

しかも、使う歯ブラシは4種類。装置についた食べかすをとるための矯正用歯ブラシ（中央の列が高い山型タイプ）、歯の表面や裏側を磨くための歯ブラシ（シンプルなタイプ）、細かいところを磨くためのワンタフトブラシ（毛束がひとつの小さな歯ブラシ）、仕上げ用の電動歯ブラシを駆使します。矯正中であっても、きちんと磨けていれ

NG食材（装置を破壊する恐れがあるもの）

- せんべい、ビスケット
- かりんとう、ラスク
- フランスパン
- りんご（丸かじり）
- スルメイカ
- もち、ガム
- ナッツ

ばここまでやる必要はないと思いますが……。

矯正中におすすめなのは、口腔洗浄器（ジェットウォッシャー）。食べかすや装置の汚れを水圧で弾き飛ばしてくれるので、歯磨きの手間が短縮できます。コードレスと据え置き型がありますが、取り回しのしやすさからコードレスがおすすめ。

ただしジェットウォッシャーを使うと、スッキリしてつい磨いた気になってしまいます。歯垢は歯ブラシでないととれないので、歯はかならずていねいに歯ブラシで磨きましょう。

このように、矯正中は多少のストレスを感じる生活が続きます。でも、人間はどんな環境にも順応していくもの。慣れてしまえばそれが当たり前になり、それほど大きなストレスは感じません。矯正経験者の多くがそう感じているようです。

私は裏側矯正だったので、全歯の裏側にブラケットとワイヤー、治療段階によってはバネやゴムをつけました。さらに途中から口蓋

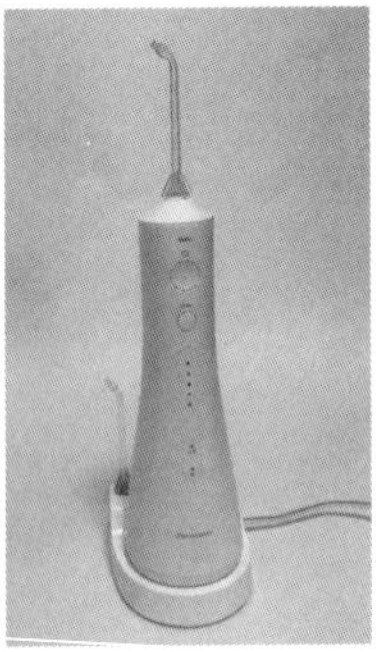

「ジェットウォッシャードルツ（EW-DJ54）」防水・コードレスモデル（Panasonic）。本体のタンクに水を入れて使う。先端のノズルから超音波水流が出て、矯正装置の汚れが一気にとれる!

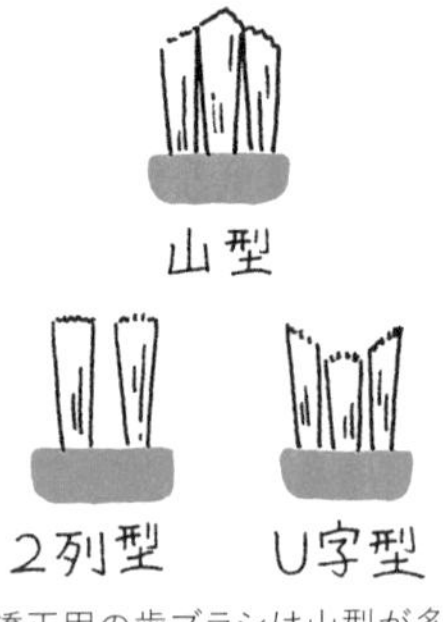

矯正用の歯ブラシは山型が多いが、こんなのもある。

（口の中の天井の部分）にアンカースクリューと呼ばれるネジを打ち、奥歯の表側にもブラケットをつけたので、口の中は装置だらけ。まるでサイボーグになったかのようでした。

ただ、どんなに口の中の異物が増えようと、1週間、いえ2、3日で慣れました。

最後の半年間くらいは微調整だったので、歯の痛みもあまりありませんでした。

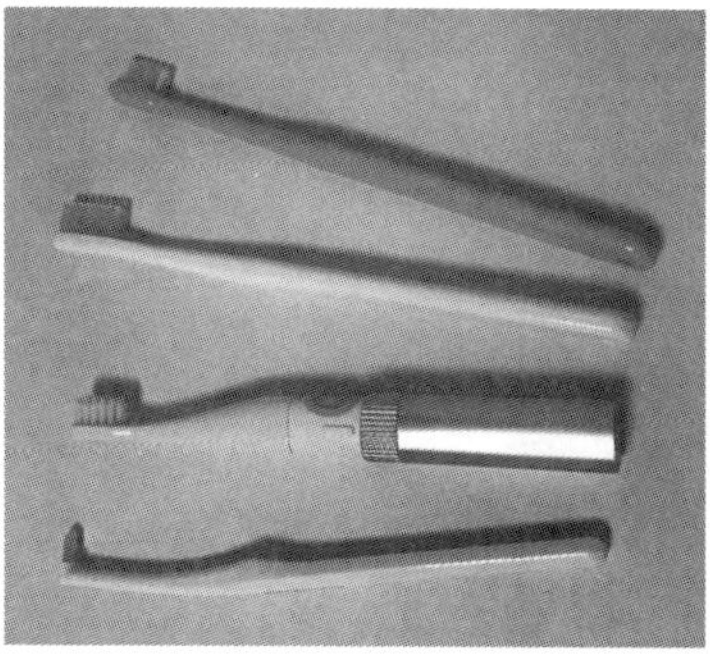

私が矯正中、就寝前に使っていた歯ブラシです。上から、

- 歯科矯正用の歯ブラシ（「Deep Λ ラムダ」）。
- 基本の歯ブラシ（写真は「タフト24」。これは「ルシェロ」シリーズにしたり、「システマ」シリーズにしたり、気分で替えていました）。
- 電動音波振動歯ブラシ（「ポケットドルツ」Panasonic）。
- ワンタフトブラシ（ブランドのこだわりなし。100円ショップのものもよく使っていました）。

矯正にまつわるふたつのリスク

歯列矯正できれいな歯並びになることは、手入れのしやすさ、咀嚼能力の向上など、歯の健康維持にも役立ちます。ただ、矯正にともなうリスクがあることも、知っておかなければなりません。

矯正にまつわるリスクは、歯ぐきまわり。主に「歯肉退縮」と「歯根吸収」です。

歯肉退縮

「歯肉退縮」とは、歯のまわりの歯肉が減り、歯根が露出してしまうこと。よく「歯ぐきが下がってきた」「歯ぐきがやせてきた」などと表現されます。お年寄りなどで歯が長く見える人がいますが、歯肉退縮が起こった結果です。

歯列矯正では、歯に力をかけて動かしていくため、どうしても歯

■ 歯肉退縮

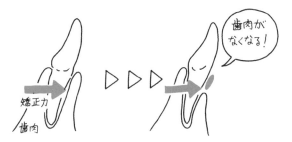

や歯ぐきに負担がかかります。その結果、多かれ少なかれ、歯肉退縮を起こしてしまうのです。特に大人の歯列矯正では、多少の歯肉退縮はつきものといえます。

注意したいのが、歯間ブラシの乱用。矯正中は食べかすや汚れを少しでもすっきりさせようと、歯間ブラシをガシガシと歯の根元に通したくなります（実は私もやっていました）。そうなると歯肉退縮が加速してしまうことがあるのです。

歯肉退縮が起こると、前歯に「ブラックトライアングル」というすき間ができることがあります。

私もよく見ると前歯にブラックトライアングルが2箇所できています。ほんの小さなものなので気にしていませんが「歯間ブラシを使いすぎたからかも」と反省しきりです。

歯根吸収

歯を移動させるために力をかけることによって、歯根（歯の根っこ）の先端部分がすり減っていくことがあります。これが「歯根吸収」

■ブラックトライアングル

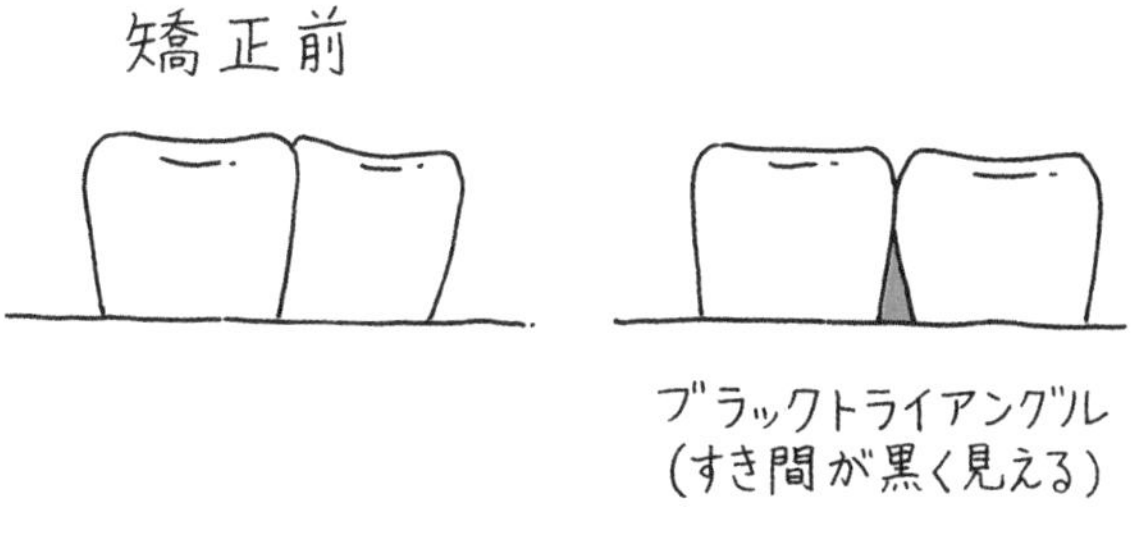

です。

歯根吸収が起こった結果、歯の根っこが短くなって、将来歯周病が進行したときに歯が抜けやすくなるリスクが高まります。

矯正による歯根吸収は起こらないことがほとんどですが、生まれつき歯根が短い人や、子どものころの矯正ですでに短くなっている人もいるそうです。歯根の状態はレントゲンを見ればわかるので、心配ならドクターに相談してみるとよいでしょう。

歯肉退縮も歯根吸収も、矯正治療のデメリットではありますが、かならず起こるわけではありません。ただし、起こるかどうかは矯正前に判断ができませんので、これらのリスクがあることは認識しておきましょう。

歯肉退縮による歯ぐき下がりがどうしても気になるときは、ヒアルロン酸の注入でリカバリーできる場合もあるそうです（美容外科・審美歯科の自由診療）。

■歯根吸収のイメージ

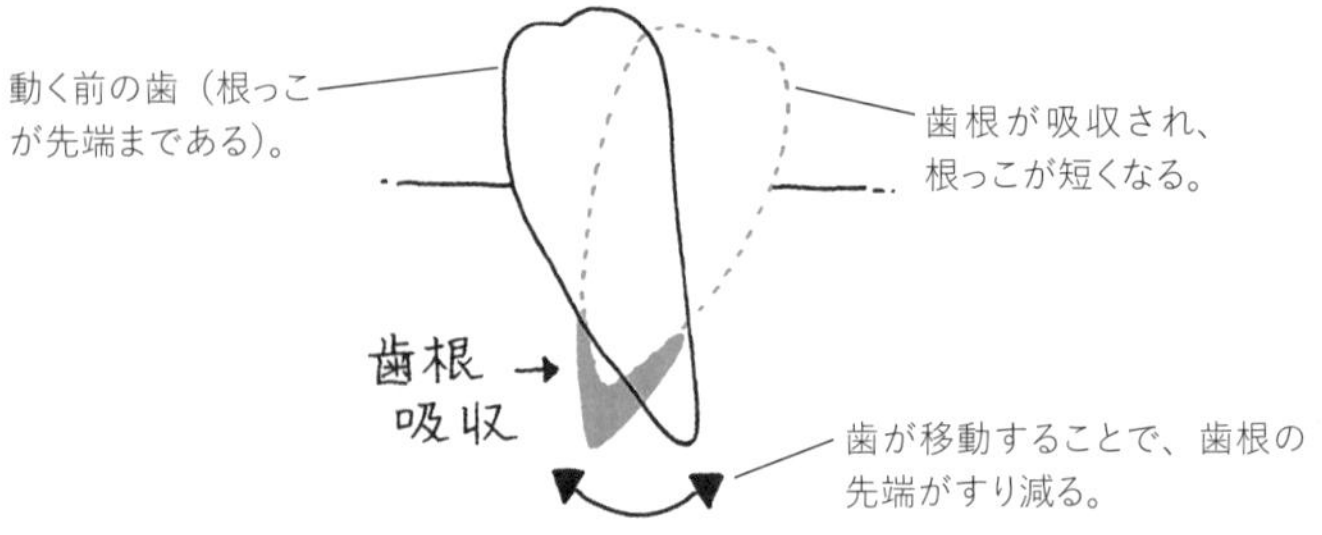
動く前の歯（根っこが先端まである）。
歯根が吸収され、根っこが短くなる。
歯根吸収
歯が移動することで、歯根の先端がすり減る。

歯は、こんなにも動く

矯正を始めてから驚いたのは「歯ってこんなにも動くんだ！」ということ。

私の場合、特に見た目が気になっていたのは前歯の下側でした。矯正を始めてから3カ月ほどで、ガタガタだった部分はある程度きれいにそろってしまったのです。

「なんだ、これならもう抜歯のすき間が埋まればすぐに終わるかも！」と思ったのですが、そうは問屋がおろしません。やはり時間がかかるのは正しい噛み合わせのための調整です。2年あまりの矯正期間の大部分は、正しい噛み合わせにするために費やされたといっても過言ではありません。

とはいえ「歯ってこんなにかんたんに動くんだな」というのが正直な感想でした。治療途中に前歯に1ミリほどのすき間が空いたこ

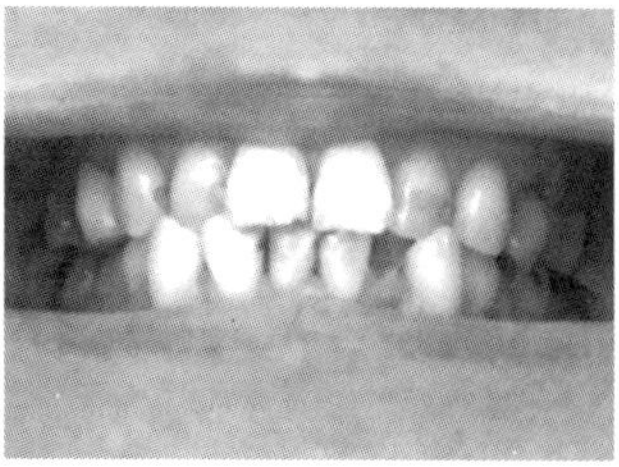
矯正前

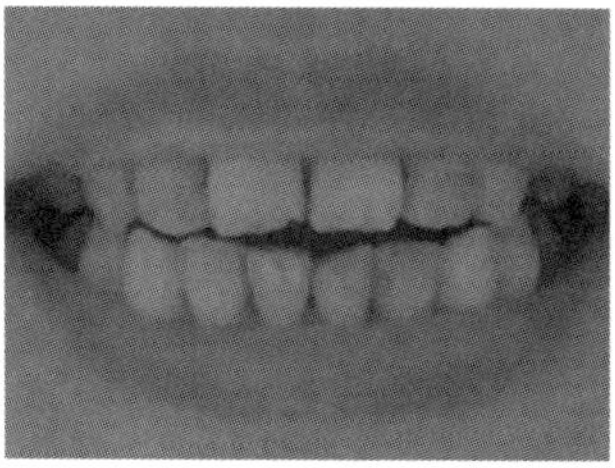
3カ月後

とがあったのですが、そのすき間が調整後1時間くらいでピタッと閉じたり、抜歯した歯1本分のすき間が日に日に閉じていくのを目の当たりにしました。

こんなにかんたんに歯が動くのですから、年をとるとだんだん歯並びが変わってくるのは当然のことなのです。

年をとるほどに、「保定」が重要

噛みこむときのクセや歯ぎしり、舌癖（100ページ参照）によって、歯は日々動いています。さらに、歯を支える歯槽骨は、年齢とともにもろくなるため、年をとればとるほど、骨がやわらかくなり、歯は早く動くのです。早く動くということは、早く戻りやすいということです。

矯正で歯並びが整ったあとも、加齢によって歯槽骨は変化します。歯周病があると歯槽骨の吸収も起こるため、成人矯正は「保定」が何より大切といわれています。

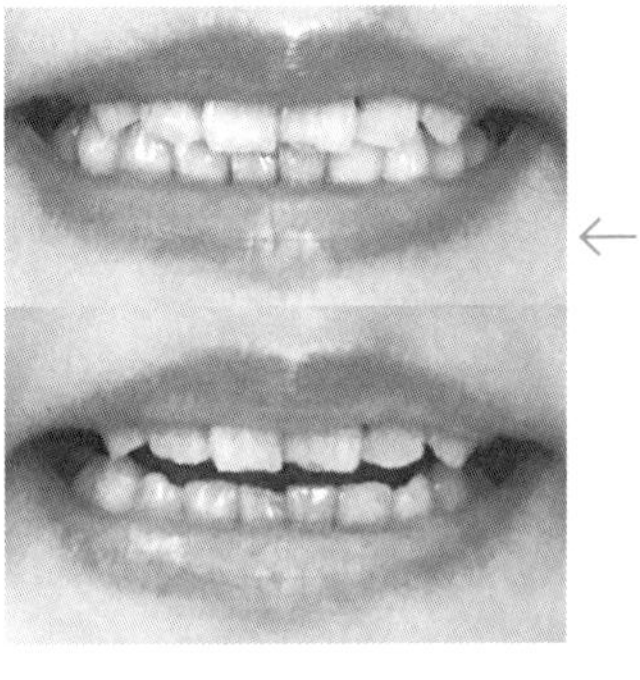

矯正終了後

噛み合わせの悪さで、顔や体がゆがんでくる？

長年の習慣などによって歯が動くことで、噛み合わせは変わってきます。

噛み合わせが悪くなると、つい片方の歯ばかりで噛むようになります。もともと、ほとんどの人はどちらかの歯に偏って噛んでいるのですが、それが顕著になるのです。

虫歯や歯周病なども同様で、左側になんとなく痛む歯やグラつく歯があれば、右側の歯ばかりで噛むことになります。

そうすると、歯並びやあご、骨格に影響を及ぼして、だんだん顔がゆがんできます。

私たちの顔は、左右の目の大きさがほんの少し違ったり、口角の高さが左右で違ったりと、シンメトリーではありません。若いうちはあまり気にならず、多少のアシンメトリーが魅力になるといわれ

両側の歯で噛もう！

次ページでも書きましたが、私は本当に片側の歯ばかりで噛んでいました。ただ、歯科のドクターに聞くと左右均等に噛めている人は少なく、どちらかに偏って噛んでいる人が多いそう。無意識のクセであることも多いので、ぜひ今日から「両側で噛む」ことを意識してみましょう。

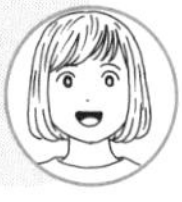

ますが、年をとるとゆがみが進んでしまう人が多くなるのです。

顔のゆがみは背骨のバランスの悪さなども原因になりますが、やはり噛み合わせの影響は無視できません。噛み合わせが悪いことで、肩こりや首の痛み、腰痛が発生することも知られています。

傾いていた奥歯がまっすぐに

私自身、歯並びの悪さに加えて、噛み合わせがとても悪かったと思います。

虫歯があるときは反対側の歯でばかり噛んでいました。そうすると片側ばかりに負担がかかり、さらに噛み合わせの悪さが加速していたのだと思います。

実際、歯並びの悪さの弊害で、私の下の奥歯は全体的に内側に傾いていました。これでは当然、うまく食べ物が噛めません。うまく噛めないためにますます歯並びが乱れ、噛み合わせも悪くなるという悪循環だったのです。

矯正を終えたいま、傾いていた奥歯はまっすぐになり、自然と両

■ 不正咬合①

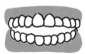

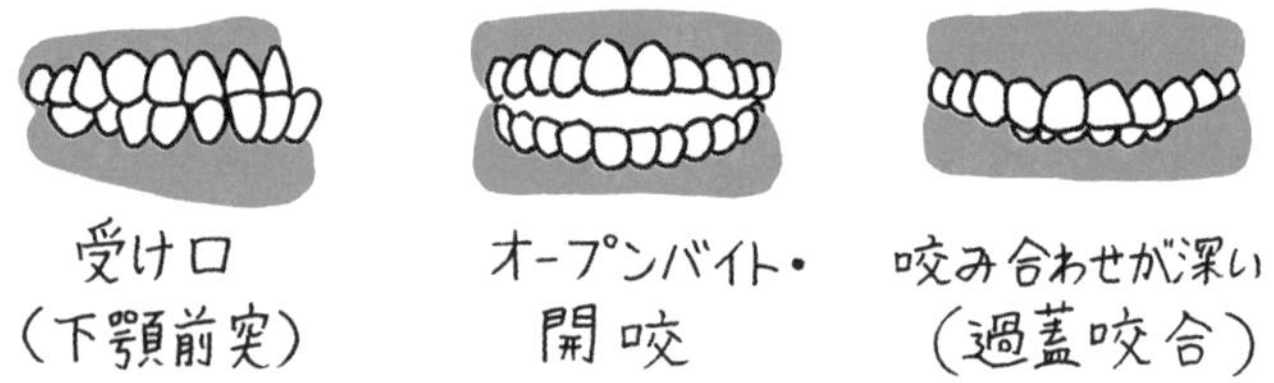

側の歯で均等に噛めるようになっています。矯正で奥歯の傾きが解消するとは思っていなかったので、これは驚きの変化でした。

奥歯が上下でしっかり噛み合うことで、食べ物を噛みやすくなりました。そうすると、自然としっかり咀嚼できるようになります。「よく噛んで食べましょう」といわれますが、私はこれまで、あまり噛まずに飲み込む生活を長らく送っていたようです。なぜなら、うまく噛めないから。うまく噛めない状態が正常だと思い込んでいたのです。実際に、噛み合わせが悪い人ほど、噛む回数が減る傾向にあるそうです。

うまく噛めないからよく噛まずに飲み込み、よく噛まないことで歯並びや噛み合わせに悪影響を及ぼすという悪循環。私はこれまで何十年も「自分がよく噛めていない」ことに気づいていなかったのです。

もしかして、これまできちんと噛めないことで胃腸に負担がかかっていたのかもしれない……。そう考えると、歯並びを整えたことは体全体の健康にも大きくプラスになっていると思います。

■ 不正咬合②

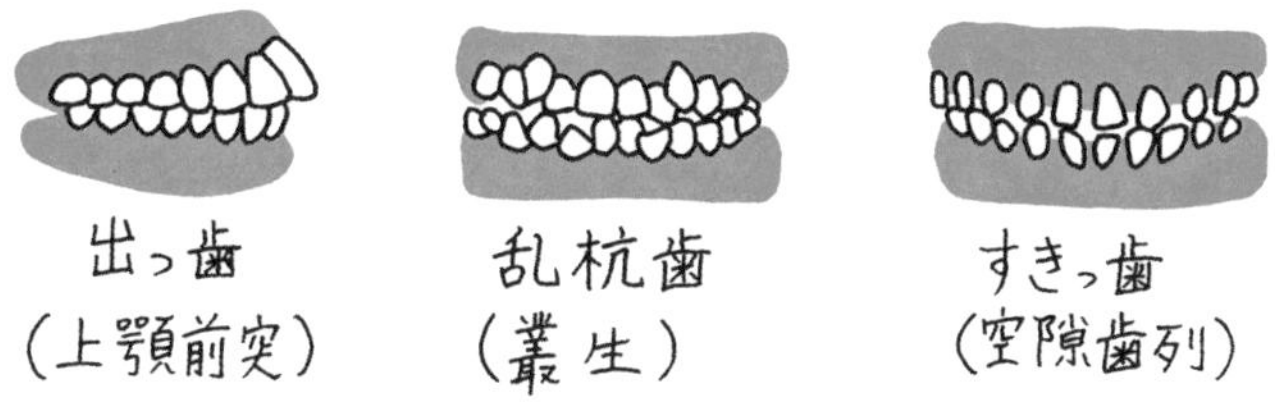

左で紹介するように、実際に噛み合わせがよくなることで、さまざまなメリットがあります。噛み合わせがいいと、歯だけでなく、体の健康維持にかなりのアドバンテージがあるのです。

また、私の場合は切端咬合といって、上下の前歯がぶつかっていました。自分ではこれで正常だと思いこんでいたのですが、これは前歯に負担がかかり、歯並びが悪くなる原因でした。正しい噛み合わせは上の前歯が下の前歯にほんの少しかぶさる状態です。

ただし、正しい噛み合わせと見た目の美しさはかならずしも一致しません。多少ガタガタしていても正しい噛み合わせの人もいれば、きれいに揃った歯でも噛み合わせが悪いという人もいます。一般的には歯並びがよいほうが噛み合わせがよい傾向にあるので、通常は矯正をすることで噛み合わせがよくなります。

■正常な噛み合わせ

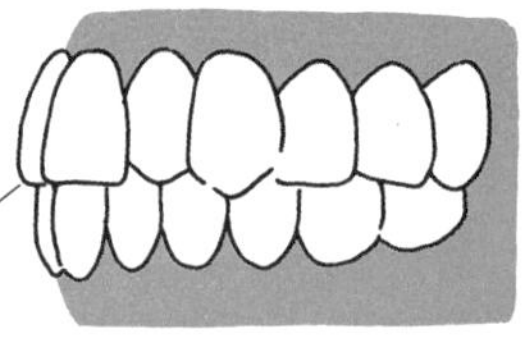

上の前歯が下の前歯に
2～3㎜かぶさっている。

噛み合わせがよくなることのメリット

噛み合わせがよくなる

- 体のバランスが整う
  - 肩こり、腰痛などが緩和する
  - 顔のバランスが整う
  - 運動能力が向上する
- 正しく噛むことができる
  - 食事をより楽しめる
  - 消化がよくなる
  - 唾液の分泌が促進される
    - 口臭が減る
    - 虫歯になりにくくなる
- 発音・発声が改善する

歯並びを直してよかったこと

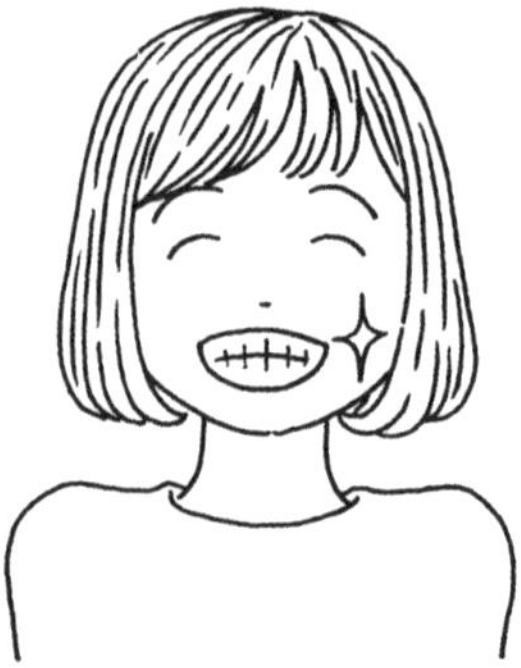

見た目の印象

ずっとコンプレックスだったガタガタ歯がきれいに並んで、顔まわりの印象が大きく変化した。50歳をすぎてから、ビジュアルがいいほうに変わること（自分比ですが）はなかなかないと思うので、うれしい。

歯磨きしやすい

歯並びが悪かったころ、本当に歯に食べ物がつまりやすく、つまようじが欠かせない生活だった。

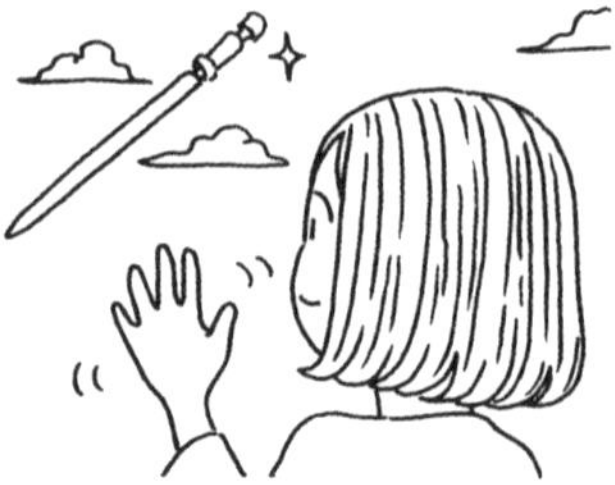

以前は常にポーチに入れて持ち歩いていました。

外食時も気になるときはトイレでつまようじを使うという情けない姿。つまようじから解放されてうれしかった！　もちろん、歯磨きの時間も短縮され、歯並びがいいというのはこんなに歯磨きしやすいのか！と驚きだった。

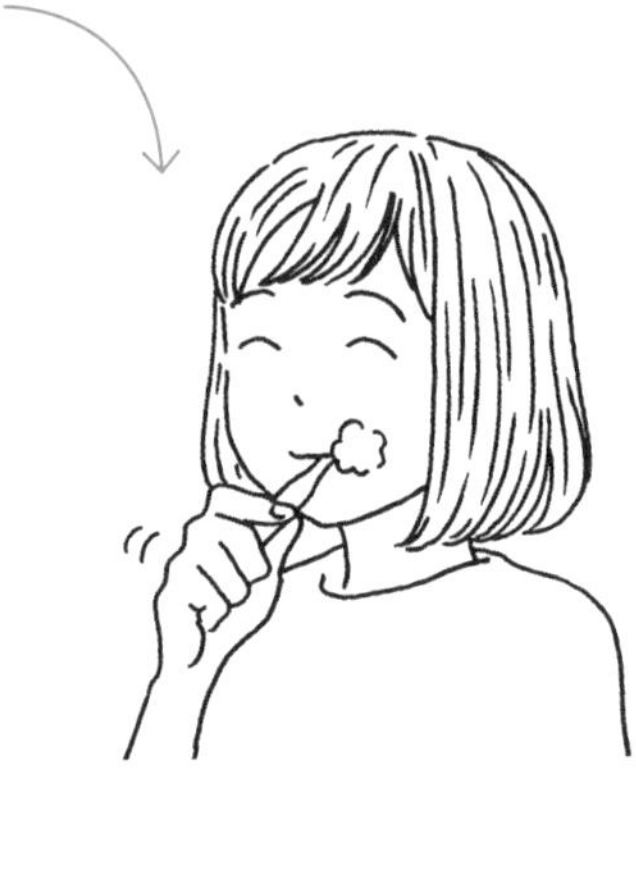

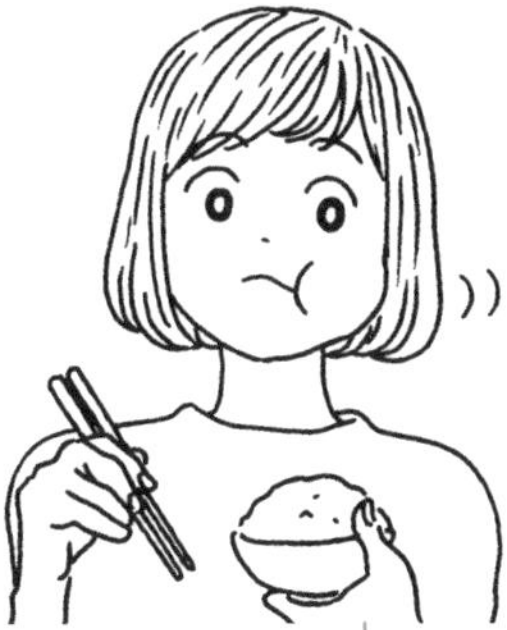

噛み合わせが整う

奥歯の傾きがまっすぐになり、左右の歯で均等に噛めるようになった。いままではあまり噛まずに飲み込んでいたので、うまく咀嚼できていなかったと思う。胃腸にも負担がかかっていたはず。

硬いものもストレスなく食べられるようなったことは、食いしん坊の私にとって本当にうれしかった。

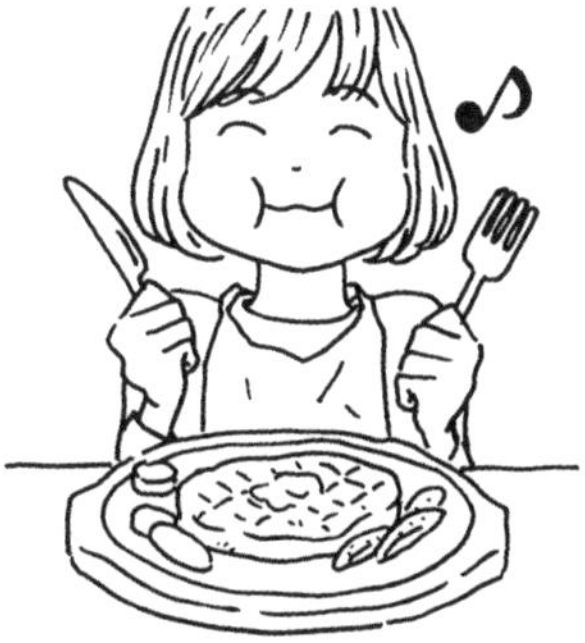

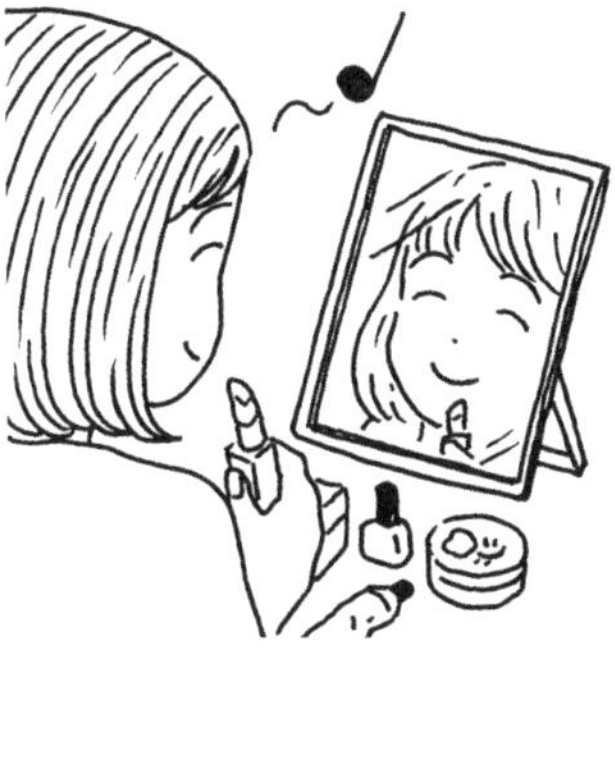

コンプレックスが軽減

「ガタガタ歯」とお別れして、自然とにっこり笑えるようになった。実は周囲の人はそれほど変化に気がつかないのだが、自分自身の心情としては大きなことだった。

カラーモジュールで楽しい矯正ライフ

●T・Yさん（44歳）

DATA

矯正の種類	ワイヤー矯正（表側）
矯正期間	①約2年半（20～22歳） ②約1年（28～29歳）
費用	①約80万円 ②同じ医院で無料

私は大人になってから、二度矯正していま す。

もともとあごの変形でゆがみがあり、噛み合わせに問題があったので、20歳ではじめての矯正をしました。

矯正歯科は当時通っていた大学の近くで、知人の紹介でした。その知人も歯並びがすごくきれいになっていたので、やってみたいと思ったんです。

そのときは非抜歯のワイヤー矯正で、たしか2年半くらいかかりました。

その後少し後戻りしてしまったので、30歳手前で二度目のワイヤー矯正をしました。同じクリニックで、このときは1年くらいで終わりました。

はじめて矯正したときから、私は矯正期間がすごく楽しかったんです。

なぜなら、先生がカラーモジュールをつけてくれたから。海外ドラマなどによくあるような、一本一本の歯についた装置にカラフルなゴムをかけるタイプのものです。

まるで歯のアクセサリーのようで、ニコッと笑ったときにとてもかわいいので、気に入っていました。「これが自分の個性だ」という感じで、矯正装置をつけている自分が大好きだったんです。友人たちも「次は何色？」と楽しみにしてくれていました。はずすときはさみしくて、ずっとつけていたいと思ったほど。担当の先生の明るさにも助けられ、楽しくてストレスのない矯正生活でした。

噛み合わせがよくなったこと、歯磨きがしやすくなったこと、そして思いっきり歯を見せて笑えるのは、矯正のおかげです。

二度目の矯正を終えてから10年以上経っているので、どうしても多少の後戻りはあります。いまは子育て中なので、手がかからなくなったら三度目の矯正をしたいと思っているくらいです（笑）。

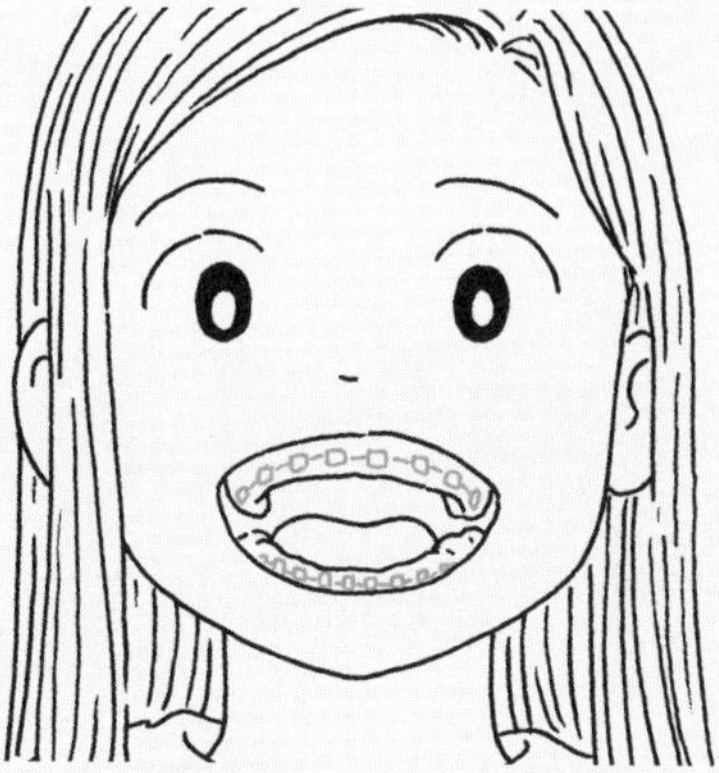

毎回ゴムの色を変えて、ポジティブな気持ちで矯正を楽しめた。

装置がはずれたら始まるリテーナー生活

歯は一生動き続ける

矯正治療を終えてきれいな歯並びになっても、それで終わりではありません。

きれいに並んだ歯を保つために、リテーナー（保定装置）を装着して安定させる必要があるのです。

動かした歯は、元に戻ろうとする性質があります。矯正装置をはずしたあと、リテーナーをサボれば、大なり小なり、歯はほぼ確実に後戻りしてしまうそうです。

リテーナーには、「取りはずせる」ものと、「取りはずせない」ものがあります。

取りはずせるものはマウスピースタイプや歯をワイヤーで固定す

■ 取りはずし可能リテーナー①

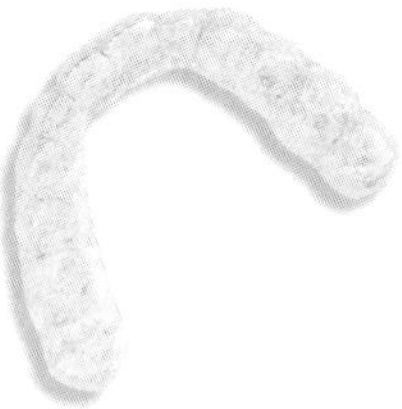

画像提供：
ASO インターナショナル

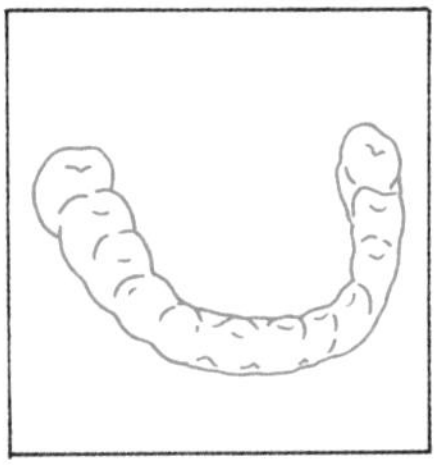

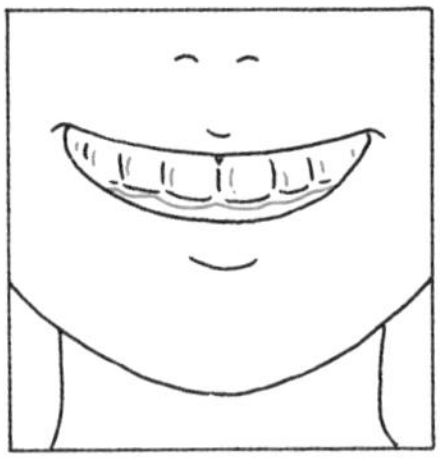

目立ちにくい透明のマウスピースタイプ。

るタイプ、取りはずせないものは、歯の裏側をワイヤーで固定します。

クリニックが採用しているリテーナーから、症例に合わせてドクターが提案してくれます。たくさん種類があるので、長く使えそうなものを選択しましょう。

リテーナーは、食事や歯磨き以外ではつけたままにします。

保定期間は一般的に矯正期間と同じくらい、つまり最低でも2年程度です。保定期間中も半年に一度くらいクリニックに通い、歯の状態や不具合はないかなど、チェックを受けます。

保定期間も、矯正治療の一部。仕上げの段階だと考えて、リテーナーをサボらないようにしましょう。歯を支えている歯槽骨が年齢とともに弱くなっていくことから、大人の矯正は後戻りしやすく、5年、10年とできるだけ長い期間の保定が望ましいとされています。

装置がはずれたあとも、リテーナー生活が待っているわけですが、これもきれいな歯並びを保つため。私も後戻りを防ぐために、一生リテーナーを続けるくらいの覚悟でいます。

ちなみに、矯正治療のあとに詰め物や被せ物を代えると、リテー

■取りはずし可能リテーナー②

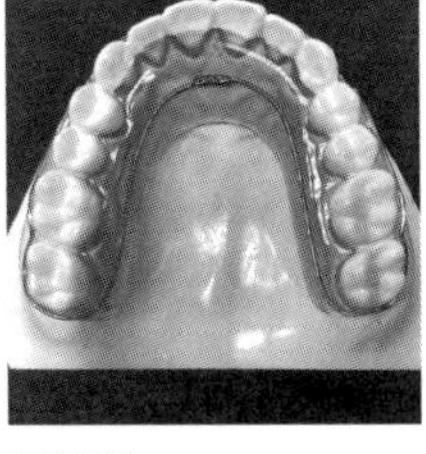

画像提供：
ASO インターナショナル

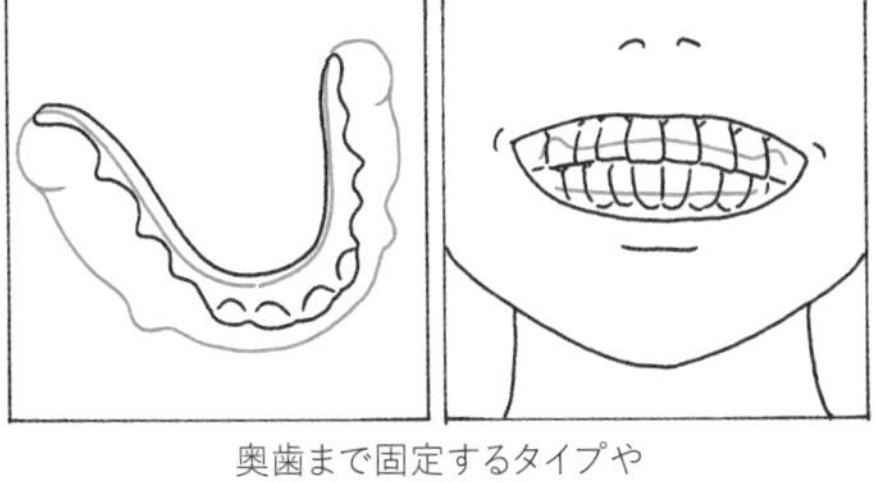

奥歯まで固定するタイプや
前歯部のみ固定するタイプのリテーナーがある。

ナーが合わなくなることがあります。合わなくなった場合は作り直しが必要になるので、ドクターに相談しましょう。

自分の「舌」で歯並びを悪化させる!?

後戻りを防ぐために、「舌癖」に注意しましょう。

舌の正しい位置は、①舌先が口の上部（口蓋ヒダ）に軽く触れ、②舌全体が上あごにぴったりくっついている状態です。

日常生活で舌が正しい位置になく、舌で前歯を強く押したり、口を開けて上下の歯の間に舌が出ていたり、飲み込むときに歯を舌で押したりする癖のある人がいます。これらは舌癖といい、出っ歯や受け口、開咬の原因になります。

舌癖があると、自分であえて悪い歯並びにしているようなもの。舌癖が原因で歯並びが悪くなった場合は、舌癖自体が直らないと後戻りのリスクが高まります。無意識のクセなので、わかっていても直しにくいのが舌癖です。舌癖改善（MFT）の指導に力を入れているクリニックもあるので、気になる場合は相談してみましょう。

■ 固定式リテーナー

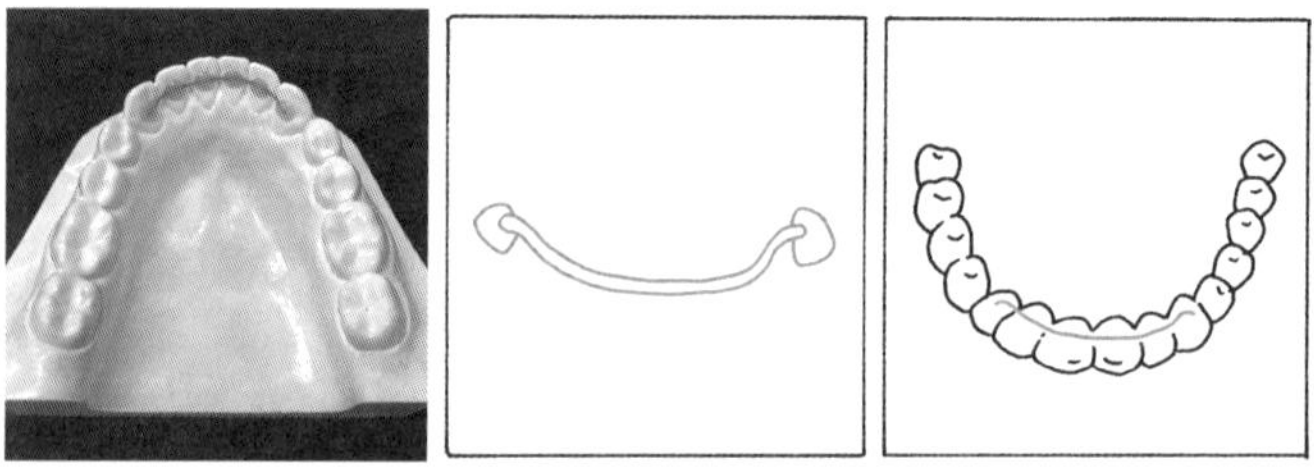

画像提供：
ASO インターナショナル

前歯の裏側にワイヤーを固定する。

装置がはずれた日のよろこび

私の矯正期間は、2年の予定が少し延びて2年4カ月かかりました。矯正後半は嚙み合わせなどの微調整が必要なので、なかなか予定通りというわけにはいかないのです。

とうとうドクターから「次回は装置をはずしましょう」といわれたときは、天にも昇る心地……というのは大げさですが、うれしかったです。慣れたとはいえ、私の場合は全歯に裏側から装置をつけ、奥歯は表側にも装置をつけ、アンカースクリューまで入れていたのですから。

ワイヤー矯正の場合、装置をつけるときに2時間ほどかかるのですが、装置をはずすときも同じくらいの時間がかかります。

歯と装置は接着剤でがっちりついているので、「どうやってとるんだろう。ぐいぐい引っ張ったりするんだろうか。痛いんじゃない

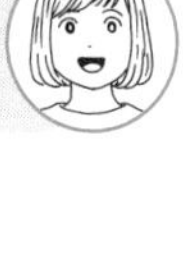

アンカースクリューは痛い？

42ページでかんたんに紹介したアンカースクリュー。効率的に矯正をすすめるために取り入れるドクターも多いようです。「口の中にネジを入れるなんて怖い！」と思う人が多いでしょう。私もそうでした。でも、不思議なことに埋入するときも、装着しているときも、除去するときも、まったく痛くありませんでした（埋入時のみ麻酔をしました）。口の中にネジが埋まっていると、やっぱり邪魔ですけどね……。

だろうか」と不安がありましたが、痛みはまったくありませんでした。装置はサクサクはずされていき、接着剤は専用の器具で削り落とされていきました。

装置がはずれたあとの感想は「口の中が広々！」につきました。私は裏側矯正でとにかく舌の動きが制限されていたので、2年4カ月ぶりに舌が完全に自由になったのです。まるで『巨人の星』の大リーグボール養成ギプスをはずしたような……（たとえが古くてごめんなさい）。

装置がはずれた日は、一日中舌で歯の裏側をさわってにやにやしていたのを覚えています。

きれいに並んだ歯をキープする生活が始まった

装置をはずした瞬間から後戻りが始まるので、できるだけ間をおかずに保定を開始しなければなりません。

私の場合ははずした直後に歯型をとり、翌日にはマウスピースタイプのリテーナーができあがってきました（できればはずした当日か

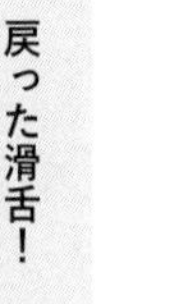

戻った滑舌！

裏側矯正だったため舌の動きが制限されて、私は矯正期間中ずっと滑舌に難がありました。最初の数週間は「そうれふ（そうです）」「よろひくお願いひまふ（よろしくお願いします）」という感じ。もちろん徐々に慣れてきましたが、おしゃべりを続けると舌が疲れるのかだんだん滑舌が悪くなっていくという状態が最後まで続きました。舌の大きさや歯ならび、口腔内の広さなど、個人差があるので、裏側矯正でも全然大丈夫だったという人もいると思います。もちろん、装置をはずしたあとは滑舌が完全に戻りました。

ら保定を始めるのが理想だそう）。

リテーナーをつけるのは最低2年。目安ですが、最初の1年間は食事と歯磨き以外の時間はリテーナーをつけてすごします（マウスピースタイプの場合）。これはマウスピース矯正をしている人と同じような生活だと思います。

その後は経過を見ながら、就寝時のみなど、リテーナーをつける時間を段階的に短くしていきます。後戻りを防ぐためにも、リテーナーはできるだけ長期間続けたほうがいいようです。

リテーナー装着時は、リテーナーへの着色を防ぐために、原則「水」しか飲めません。甘いコーヒーなどはもちろん厳禁。歯にぴったり合ったリテーナーをつけるので、細菌が繁殖しやすくなるからです。

もちろんリテーナーをはずせばなんでも食べられるのですが、再び装着する前には歯を磨いてきれいな状態にしなければなりません。そのため「面倒だから間食はやめよう」となるのです。

私はこれまで「味のない水なんていやだ」と、飲むものといえばコーヒーやお茶ばかりでしたが、保定期間くらい、モデルさんのよ

捨てるな危険！リテーナー

マウスピースタイプのリテーナーは、食事などのときにはずしてティッシュに包んで置いておく人が多いそう。そうするとゴミと間違えて捨ててしまうなんてことも……。はずしたリテーナーの置き場所はきちんと決めておいたほうがよさそうです。私は洗面所ではずしてすぐに水洗いし、リテーナーケースに入れることに決めています。

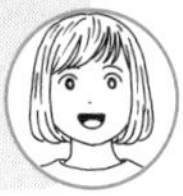

うに水を飲む生活も案外悪くないと思っています。

そして間食が減ったぶん、リテーナー生活のほうがやせるのではないかと、淡い期待を抱いています（まだ結果は出ていませんが……笑）。

第2章

日々のお手入れ

40歳から、日々のケアを変える

ここまで、本書のメインである歯列矯正についてお伝えしてきました。

この章では、40歳から「美しい歯」を手に入れるための日々のお手入れについて書いていきます。

ここでもう一度、最初に書いた3つの提言に戻ってみます。

心からにっこり笑えるように。
歯のトラブルや不安が消えるように。
30年後も、おいしく食べられるように。

この3つをかなえるためには、毎日の地道なケアが欠かせません。

そう、まさに「美しく、健康な歯は一日にしてならず！」。毎日の積み重ねが、あなたの笑顔と健康な歯を支えるのです。

特に40代からは、虫歯だけでなく、**歯周病対策が最重要課題**になります。

でも、歯のケアって、知っているようで知らない、正しい知識がない人も多いもの。本章では、虫歯や歯周病の基礎知識、そして毎日のケアの大切なポイントについて紹介します。

歯への意識が低かった昭和生まれ世代

いまの子どもたちは、虫歯があまりありません。

幼児のころから歯磨きの習慣をつけ、仕上げ磨きも欠かさない。親から虫歯菌をもらいやすいというのも常識で、口移しや同じ箸で食べさせるなどもってのほか。定期検診を受けたり虫歯予防のフッ素を塗ったりと、予防歯科にも余念がないのです。いまの子どもたちが大人になるころには、歯に問題を抱える人は減っているのかもしれません。

でも、私たち世代は違います。


子どもの虫歯は減っている！

たとえば12歳児の虫歯率は平成元年の88・3%から令和元年には31・8%へ、虫歯の平均本数は平成元年の4・3本から令和元年には0・7本へ減少しています（文部科学省「学校保健統計調査」）。

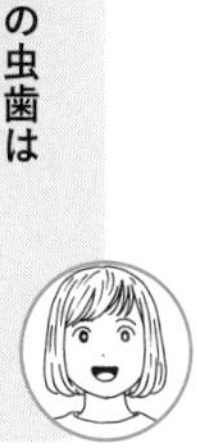

昭和の時代、小学校の歯科検診ではほとんどの子に虫歯が見つかりました。C1だのC2だのと診断され、いやいや歯医者さんに通い、虫歯を削って銀色の詰め物をしたものです。

歯科検診で引っかかった虫歯さえ治しておけばいい。そういう常識で育ってきたのが私たちです。卒業後は定期的な歯科検診も受けず、「朝晩の歯磨きのみ（しかも適当）」という最低限のデンタルケアですごしてきた人がとても多い世代なのです。

それでも、若いころはまだいいのです。歯は白くてくすみがなく、多少ガタガタした歯や八重歯も、透明感とハリのある肌や、若々しい身のこなしが払拭してくれたように思います。

ところが、30代、40代になると、体のあちこちに加齢の兆候があらわれ始めます。もちろん歯も例外ではありません。歯の色はくすんで黄ばみだし、30代後半くらいからは歯周病に悩まされる人もぐんと増えてきます。

それなのに、私たちは歯の問題を先延ばしにしがちです。

昭和の子どもの歯医者さん通い

私も小学校のころは毎年のように歯科検診で虫歯が発見され、歯医者に通うのが恒例行事のようなものでした。ちなみに、Cは「Caries（カリエス）＝虫歯」の意味で、虫歯の進行度はC0、C1からC4まであり、数字が大きくなるほど重度の虫歯ということです。

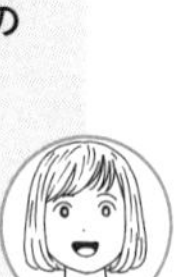

いま、毎日のケアを変える

年をとればとるほど、身についた習慣を変えるのはハードルが高くなります。

せっかくこの本を手に取ってくださったのです。いまこのときを最後のチャンスと思って、少しだけ日々のケアを変えてみませんか。

ケアを変えるといってもむずかしいことはありません。

歯ブラシ、歯磨き粉を自分の歯に合ったものに変える。

デンタルフロスを使う。

歯医者さんに検診の予約をする。

こんな小さなことです。

でも、未来へ向けてものすごく差が出ることです。ぜひ今日から変えていきましょう。

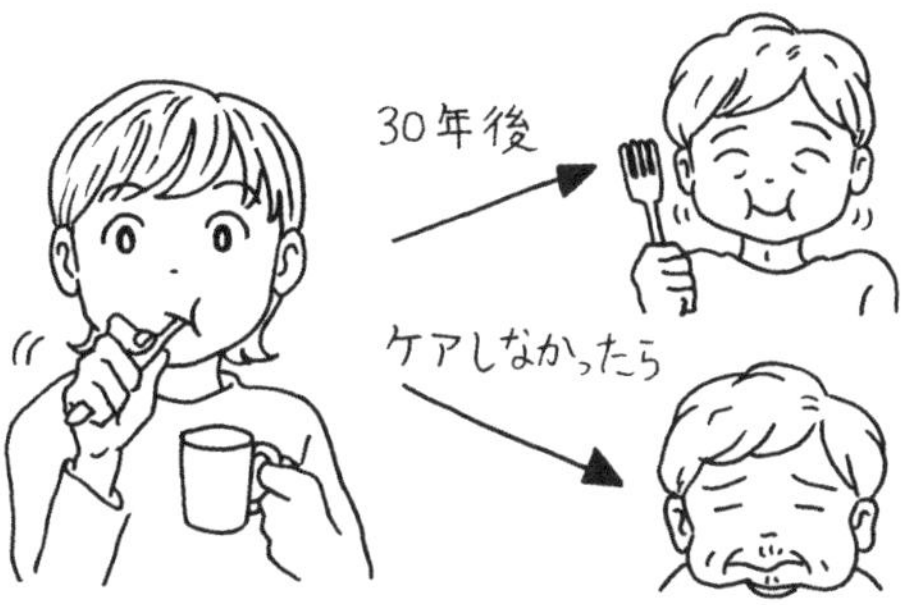

毎日のちょっとしたケアが30年後に大きな差に。

将来、歯を失わないために

なぜ歯磨きをするのか

そもそも歯磨きってなぜするのでしょうか。

歯を磨く目的は、歯や歯ぐきまわりの汚れ（歯垢）を取り去ることです。そんなことはわかっているという人も多いかもしれません。

では、なぜ汚れをとることが必要なのか。

それは、**虫歯と歯周病を予防するため**です。

日々のケアのやり方を説明する前に、このふたつの病気のうち、特に非常に恐ろしい歯周病の話から始めます。

沈黙の病、歯周病

みなさんの歯は何本ありますか？

人間の歯は28本＋親知らず4本で最大32本です。

私は親知らずを4本、矯正で4本抜歯したので24本です。今後はこの24本を大切に、長持ちさせて生きていきたいと思っています。

歯を失うなんて、若いうちは他人事でした。でも、平均を見ると後期高齢者（75歳以上）になるころには半分近くを失っているのです。

歯を失う原因の1位は、歯周病です。歯周病は世界でもっとも広く蔓延している病気のひとつと言われています。


では、歯周病になるのはなぜでしょうか。

歯の構造は、下のようになっています。歯があって、歯ぐきがあって、その下には歯槽骨という、歯を支える骨があります。

歯と歯ぐきの境目に歯垢がたまってくると、歯肉に炎症（歯周炎）を起こします。歯周炎が進行すると歯と歯ぐきのあいだのすき間（歯周ポケット）が深くなり、歯を支える土台の骨まで溶けていきます。やがて歯がグラグラ動くようになり、最終的には歯が抜け落ちてしまうわけです。

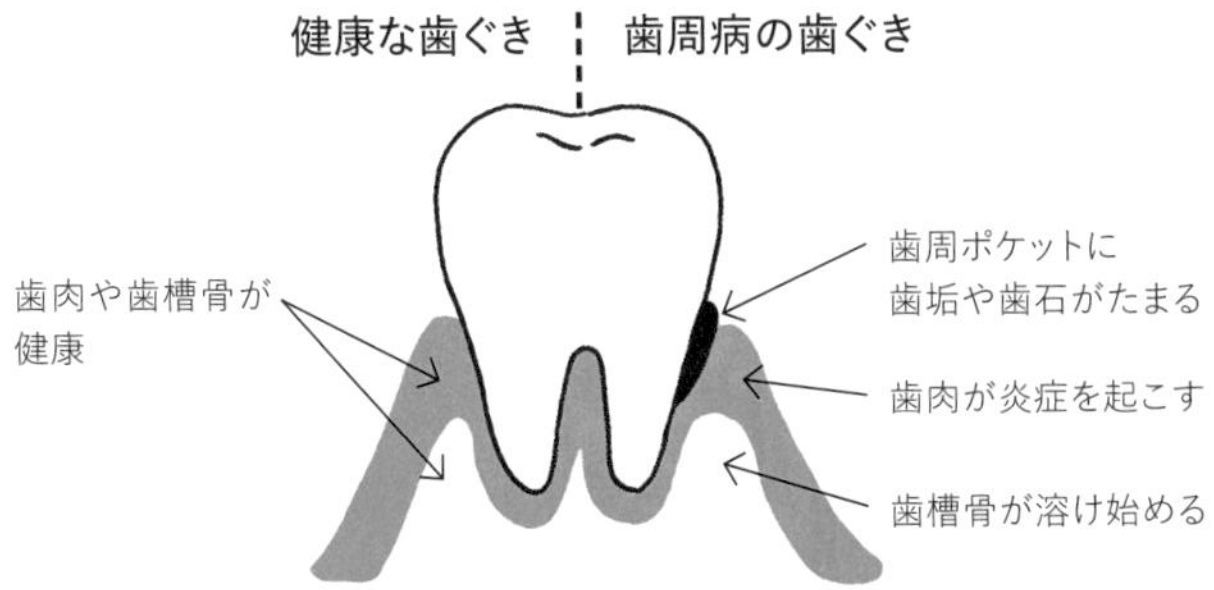

年をとると歯ぐきが下がって歯が長く見える人が増えてきますが、これは歯周病によって歯周ポケットが深くなったり、歯を支える骨が溶けたりすることが大きな原因のひとつです。

歯周病は進行しても自覚症状がほとんどありません。そこが怖いところで「沈黙の病」と言われるゆえんです。だから、**定期的な歯科検診で歯周ポケットの検査をしてもらうことが大切**なのです。

一般的に、歯周ポケットが4ミリ以上になると軽度歯周炎（歯周病の入り口）とされています。4ミリ以上の歯周ポケット保有者は、アラサー世代で3割強、アラフォー世代では4割を超えます。

歯周病が引き起こす怖い病気

歯周病が怖いのは、歯を失うだけではありません。歯周病の原因菌は血管の中に入り込むことがあり、狭心症や心筋梗塞などの心臓疾患、脳梗塞、糖尿病など、さまざまな病気の発症リスクが高まるのです。

歯周病が増えてくる中年以降は、特に歯ぐきまわりのブラッシン

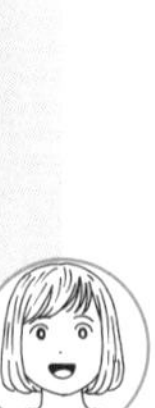

自分の歯周ポケットの状態は？

自分の歯周ポケットがどうなっているかは、歯科検診（141ページ）を受けるとチェックしてもらえます。針状の器具を歯ぐきに差し込んでいくのですが、チクッとする程度で痛みはほとんど感じません。自分の歯周ポケットの状態、ぜひ把握しておきましょう。

歯周病の進行

健康な状態

歯と歯ぐきのすき間
1〜2㎜

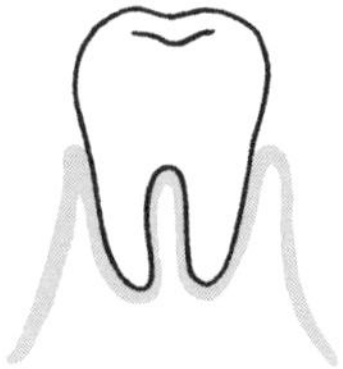

歯肉炎

歯と歯ぐきのすき間
2〜3㎜

歯垢がたまった状態を放置すると、歯ぐきに炎症が起き、腫れて2〜3㎜のすき間ができる。

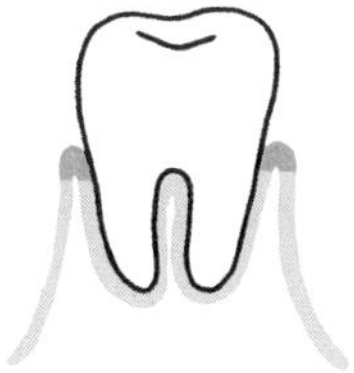

歯周炎（軽度）

歯周ポケット
3〜5㎜

歯ぐきの炎症がひどくなり、歯周病菌が歯周組織に侵入。歯槽骨や歯根膜も破壊され始める。

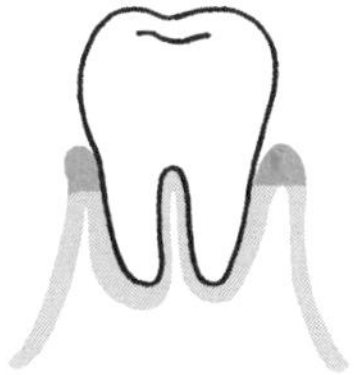

歯周炎（中度）

歯周ポケット
4〜7㎜

炎症がさらに拡大し、歯槽骨も半分くらいまで破壊が進み、歯がぐらつき始める。

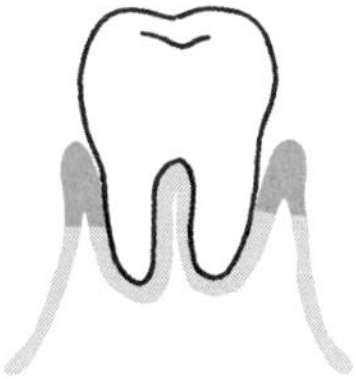

歯周炎（重度）

歯周ポケット
6㎜以上

歯槽骨が半分以上破壊され、歯はグラグラに。

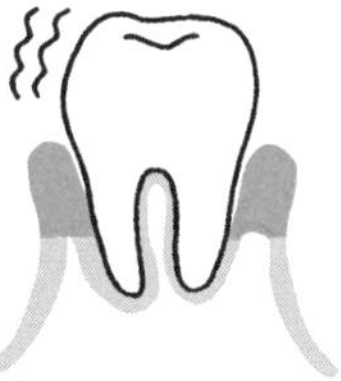

グを念入りに。歯周病が進行している場合、歯ブラシは毛先が細いタイプを選びましょう。

歯周病を予防するには、歯垢をためないことに加えて、歯ぐきに負担をかけないこと。歯ぎしりや噛み合わせの悪さなども原因になります。

ストレスや喫煙、生活習慣病やホルモンの乱れなども影響します。特に**ホルモンバランスが変化する女性の40代は歯周病のターニングポイント**。ここでしっかりケアできるかどうかが、今後の歯の状態を左右する鍵になります。

一度深くなった歯周ポケットが、完全に元に戻るのは非常にむずかしいそう。ここでなんとか「食い止める」ことが、歯の寿命を延ばす鍵になるのです。

私は奥歯の１本が歯周ポケット４ミリと診断されましたが、歯磨きをがんばった結果、３ミリに回復しています。体の病気は自分ではなかなか治せませんが、歯周病は自分の努力で改善可能。努力の結果があらわれるのです。

「食いしばり」で歯の寿命が縮む

以前から歯科で「食いしばり（噛み締め）」を指摘されていたという夫。久しぶりに検診に行ったら、虫歯はないのに長年の食いしばりによって奥歯の歯周ポケットがものすごく深くなっていたそう。「このままじゃ奥歯は長くもたないよ」と言われてショックを受けたのか、いまでは就寝時にマウスピースで食いしばり予防をするようになりました。

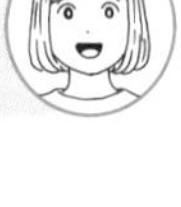

歯周病　チェックポイント

- □ 歯肉の色が赤い、もしくはどす黒い。
- □ 歯と歯のあいだの歯肉が丸く、腫れぼったい。
- □ 歯肉が、疲労時やストレスがかかっているときに腫れやすい。
- □ 歯肉が退縮して、歯と歯のあいだにすき間ができてきた。
- □ 歯が長く伸びてきた。
- □ 歯の表面を舌でさわるとザラザラする。
- □ 歯みがき時などに歯肉から出血しやすい。
- □ 起床時に口が苦く、ネバネバして気持ち悪い。
- □ 歯肉を押すと白い膿がにじみ出てくる。
- □ 歯の動揺がある。
- □ 歯と歯のあいだに食べ物が挟まりやすい。
- □ 上の前歯が出てきた。
- □ 人から口臭があると言われる。

参考資料：『口腔ケアの ABC　QOL のためのポイント 110』（河合幹・亀山洋一郎・山中克己ほか編）医歯薬出版株式会社

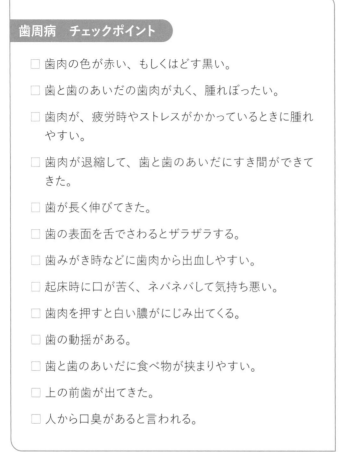

基本の歯磨きをおさらいしよう

歯垢（プラーク）と歯石

　歯科のドクターに取材をすると、みなさん口をそろえておっしゃるのは**「完璧な歯磨きができている人はほぼいない」**ということです。どんなにていねいに磨いているつもりでも、磨き残しがある。そのくらい、歯磨きはむずかしいのです。

　歯垢（プラーク）や歯石といった言葉は聞いたことがあるけれど、その正体がよくわかっていない、という人も多いのではないでしょうか。

　私たちはもともと、口の中に細菌や微生物をたくさん飼っています。健康な状態でも、歯や歯ぐき、舌の表面、粘膜などに、数百種類もの細菌がいるといわれています。

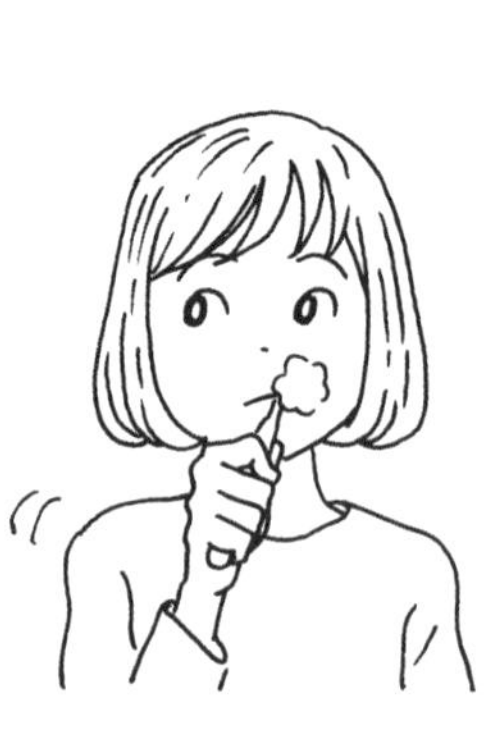

思えば、若いころの私の歯磨きは、歯ブラシに歯磨き粉をつけて、適当にシャカシャカして終わり。昔の自分を一喝したい気持ちです。

口の中にすむ細菌のエサとなるのが、食べ物です。

口の中の細菌は、食べ物（主に糖分）をエサにして増殖しながらネバネバした粘着物質を出し、歯にピタッとくっつきます。これがいわゆる歯垢です。

細菌のかたまりである歯垢を放っておくと、やがて強力な膜となります。これがバイオフィルムといわれるもので、排水口にこびりついたぬめりのような状態になり、歯垢よりも落としにくくなります。

さらに唾液に含まれるリン酸やカルシウムが作用して、やがてカチカチの歯石となります。歯石になると、歯磨きでは落とすことができなくなり、歯科クリニックでプロの力を借りなければいけません。

歯垢は細菌のかたまりであり、歯石は細菌のすみかになります。これを放っておくことで、虫歯や歯周病の原因になるわけです。

だからこそ、**歯の手入れで大切なのは「毎日の歯磨きで歯垢をしっかり落としていくこと」**。これに尽きるのです。

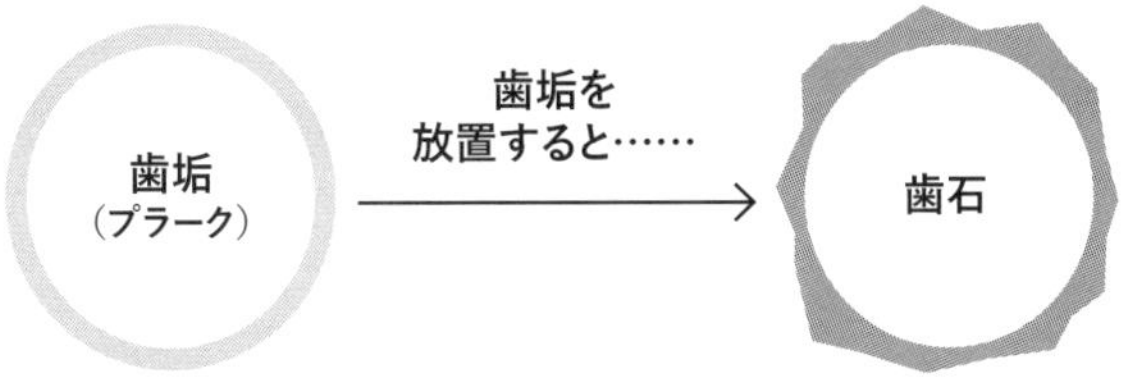

歯垢（プラーク）は、歯の表面に付着している、白色または黄白色のネバネバした物質。食べカスと思っている人もいますが、まったくの別もので、細菌と代謝物のかたまり。1mgには1億個以上の細菌が存在している。

2～3日で歯垢が石灰化して歯石になる。歯石は一度付着すると歯磨きでは落とすことはできない。

歯磨きによって歯垢や口の中に残った糖分（細菌のエサ）をしっかり除去することで、口の中の健康が保てるというわけです。

歯磨きは、意外とむずかしい

口の中のケアでもっとも大切なのは、歯を歯ブラシで磨くこと。歯についた歯垢は、うがいやマウスウォッシュなどでは落とすことができません。

だから歯ブラシで歯を磨くことは、シンプルだけれど基本中の基本のケアなのです。毎日の歯磨きできちんと歯垢を落とせているかどうかで、歯の未来が決まるといっても過言ではありません。

歯磨きのときに大切なのが、次の3つです。

①毛先を歯の面に当てる
②小刻みに動かす
③強い力をかけない

①について。歯についた汚れをとってくれるのは、ブラシの毛先の部分。毛先が歯の面に当たることを意識しながら磨きます。

正しい歯磨き法

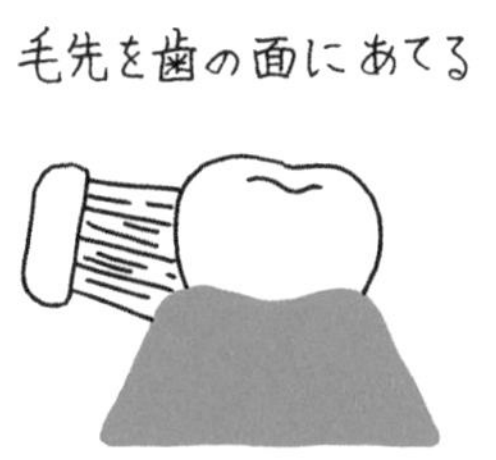

歯ブラシの毛先を歯と歯ぐきの境目、歯と歯のあいだにきちんと当てる。

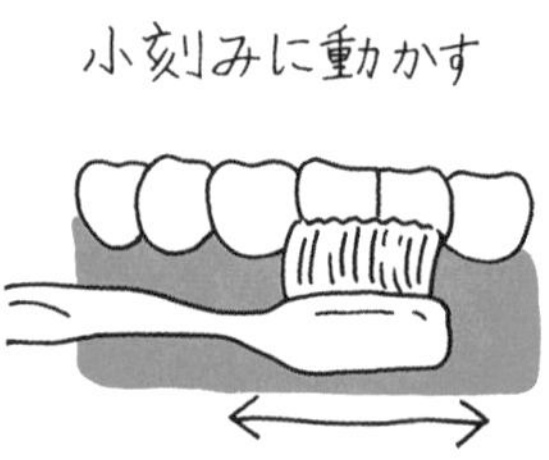

5～10㎜の幅を目安に小刻みに動かし、1～2本ずつ磨く。

毛先を歯に当てるために大切なのが「歯ブラシの毛先が開いたら取り替えること」。

古い歯ブラシをお風呂掃除などに再利用しようとするとわかるのですが、毛先が開いて（寝て）いると汚れに毛先が当たらず、汚れが全然落ちません。歯磨きでも、**毛先が開くと歯垢除去率が4割ほども落ちてしまう**そうです。

②について。歯ブラシを大きく動かすと毛先が寝てしまうので、汚れが落ちにくくなります。5〜10ミリを目安に、歯ブラシを小刻みに動かします。

③について。これが案外むずかしくて、つい力を入れてゴシゴシと磨きたくなってしまいます。

よくいわれるのが、歯ブラシを鉛筆やペンのように持って磨く方法ですが、不器用な私にはかなりの難関で、これで全歯磨くのは到底無理でした。

そこでおすすめなのが、電動歯ブラシ。電動歯ブラシは歯の表面

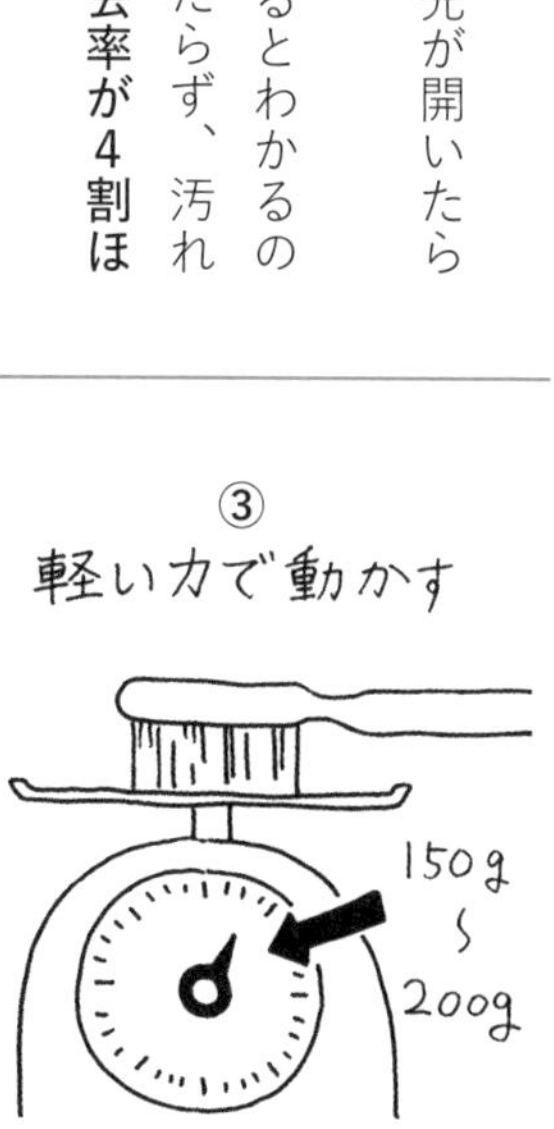

歯ブラシの毛先が広がらない程度の力のかけ方で。

に当てるようにして磨いていくので「力をかけすぎない」という習慣が身につきます。私は電動の超音波歯ブラシを使っていたら、いつのまにか力をかけずに磨くクセがつきました。

また、最近ではブラッシング時の力の入れ過ぎをハンドル部分で教えてくれるという便利な歯ブラシがあるので、そういった製品を利用するのも手です。いつもものすごい力でガシガシと歯磨きをしている夫にこれを使ってもらったら、カチカチ音がして力の入れすぎに気づいたそうです（笑）。

①②③を心がけながら、歯の表側と裏側、噛み合わせの面をていねいに磨いていきます。できることなら、同じところを20回程度磨きましょう。

磨き残しを減らすには

せっかくていねいに磨いていても、磨き残しがあると、そこに歯垢や歯石がたまりやすくなります。

磨き残しが多いのは、奥歯や歯の裏側。特にいちばん奥の歯の奥

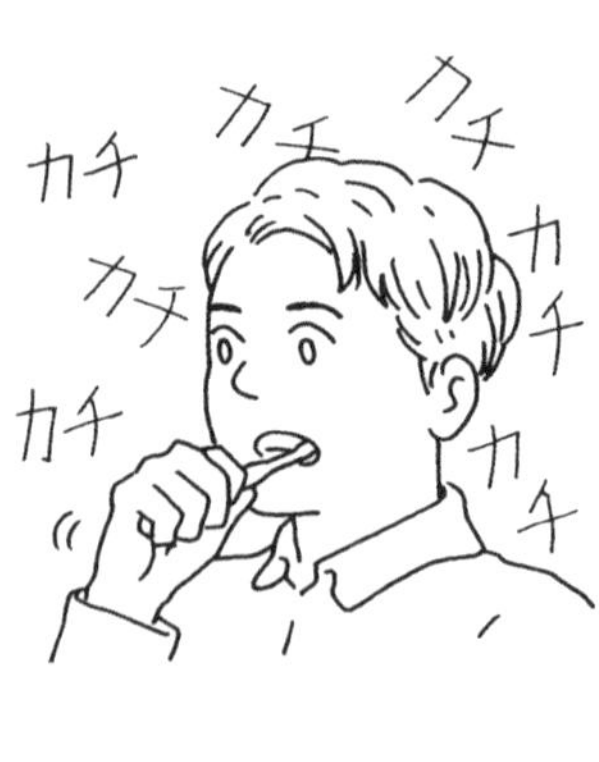

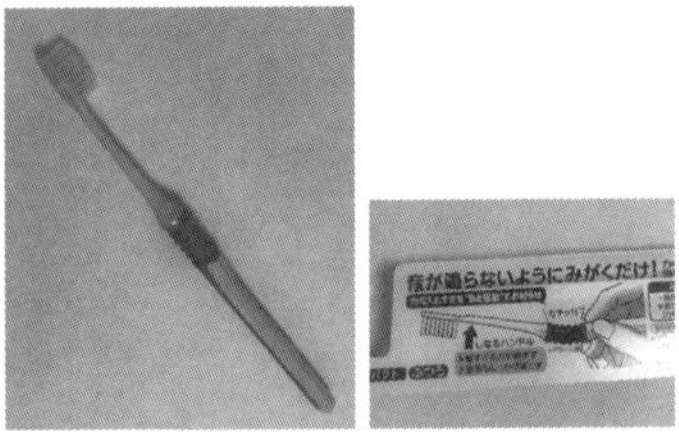

クリニカ NEXT STAGE ハブラシ（ライオン）。力がかかりすぎると、ハンドルがしなってカチッと音が鳴る。うちの夫はかなりカチカチ鳴っていた（笑）。

側のところは、歯ブラシが届きにくいのでていねいに磨きます。

前歯を磨いたあとに、歯ブラシを持ち替えて奥歯を磨く場合が多いですが、このときアーチがカーブしている部分（犬歯と第一小臼歯のあたり）を飛び越えてしまうことがあります。このあたりも意識して磨きましょう。

磨き残しの盲点は、ブラシが動かしにくい利き手側。右利きなら右側、左利きなら左側です。私も改めて自分の歯を見てみたら、虫歯になった歯が多いのは利き手側でした。利き手側を意識して磨くようにすると、磨き残しが減ります。

どの歯を磨いているのかは、意外にわかりにくいもの。しっかり鏡を見て、まんべんなく磨けているか確認しながら歯磨きをすることもポイントです。

また、唾液の分泌が多いところは歯垢が歯石に変わりやすくなります。唾液腺の開口部が近くにある下の前歯の裏側、上の歯の奥歯も意識してていねいに磨きましょう。

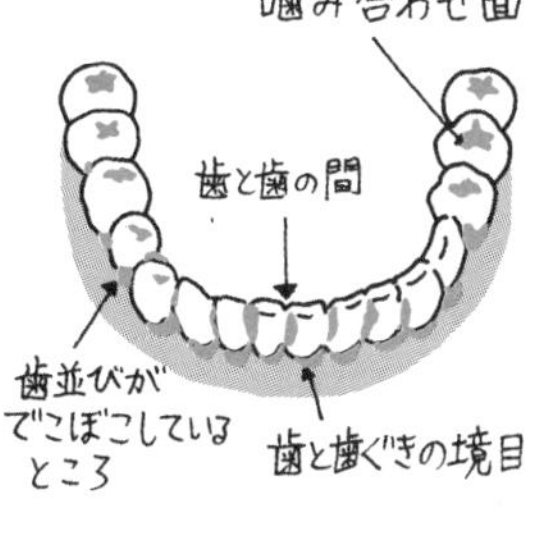

歯垢が残りやすい場所

- 歯と歯のあいだ
- 奥歯の噛み合わせ面
- 歯と歯ぐきの境目
- 歯並びがでこぼこしている場所

ぜったいに使ってほしいデンタルフロス

一般的な歯のケア用品として、歯ブラシ＋歯磨き粉以外にも「デンタルフロス」や「歯間ブラシ」があります。存在は知っているものの、自分が使うべきなのかよくわからない、そもそも使い方がよくわからないという人も多いと思います。

デンタルフロスや歯間ブラシは、歯ブラシでは落としにくい汚れをとるための道具。わかりやすくいえば、次のようになります。

- デンタルフロス……歯と歯が接している部分の汚れをとる
- 歯間ブラシ……歯と歯のあいだのすき間（根元の部分など）の汚れをとる

1日1回、すべての人に使ってほしいデンタルフロス

デンタルフロスを通す「歯と歯が接している部分」の汚れは、歯

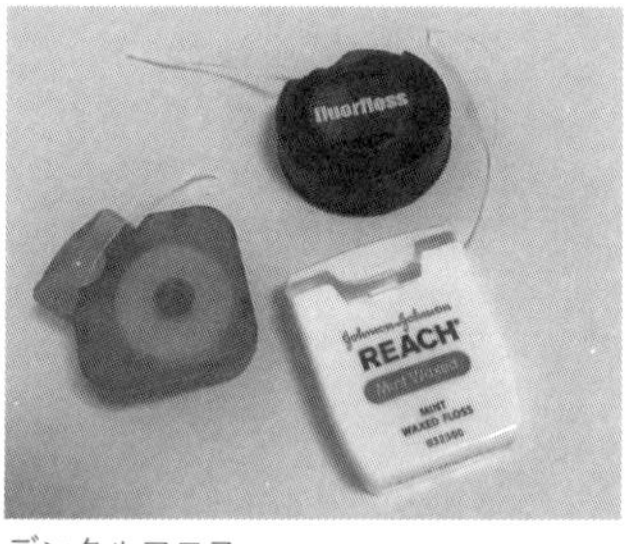

デンタルフロス

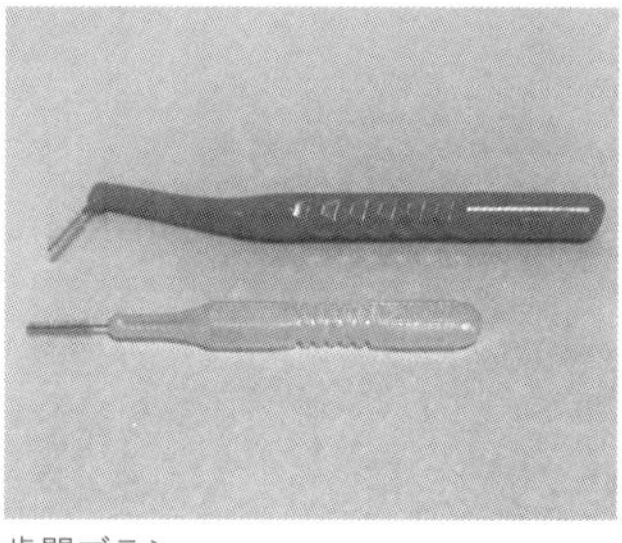
歯間ブラシ

ブラシではなかなかきとることができません。そこに歯垢や歯石がたまると、虫歯や歯周病、口臭の原因になります。だから毎日きちんと歯磨きをしていても、フロスを通すと、嫌な臭いのする歯垢がゴソッととれることも……。

　理想は毎回の歯磨きにプラスすることですが、１日１回、夜だけでもじゅうぶん効果があります。夜のフロスを習慣にしてしまえば、フロスなしには眠れなくなるかもしれません。私も忙しいときはサボってしまいますが、できるだけ毎晩、歯磨き前に通すようにしています。

　歯科のドクターも「フロスはぜったいに使ってほしい」とみなさんおっしゃいます。でも、ドラッグストアに行くと歯磨き粉や歯ブラシ、歯間ブラシはたくさん売られているのですが、フロスは隅のほうに何種類かあるだけ。やっぱり効果や使い方がよくわからず、使っていない人が多いのだと思います。

　糸巻きタイプのものがうまく使えない場合は、ホルダータイプ（糸つきようじ）が便利です。また、フロスにはワックスありとワック

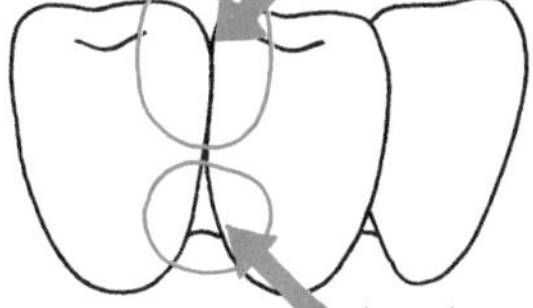
デンタルフロスは歯と歯が接している部分を掃除する
歯間ブラシは歯と歯のすき間を掃除する

スなし、また使用時にふくらむタイプ（歯垢除去率が高い）などがありますが、初心者にはすべりのいいワックスありがおすすめです。

歯間ブラシは歯の状態に合わせて使う

歯間ブラシは、すき間のない人が無理に使うことはありません。歯の根元の部分に通すとなんとなくすっきりするので、つい太めのものをガシガシ使いたくなりますが、太すぎるものを使うと、歯ぐきを傷つけてしまう恐れがあります。

すき間がある場合でも、歯間ブラシは歯のすき間のサイズに合わせて使うべきもの。どのくらいのサイズを使ったらいいかわからない場合は、かかりつけの歯科のドクターに相談しましょう。

私は前歯の下の歯に小さなすき間があるので、いまはSSSや4Sという細めの歯間ブラシをそっと使っています。

また、本来の使い方とは違いますが、矯正中、歯間ブラシは装置まわりの食べかすをとるのに大活躍した神アイテムでした。

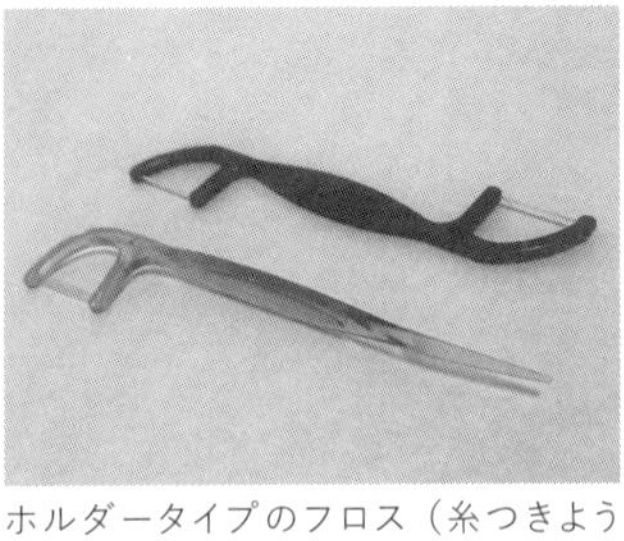
ホルダータイプのフロス（糸つきようじ）。デンタルフロスを使い慣れていない人におすすめ。外出先でも重宝。

デンタルフロスの使い方

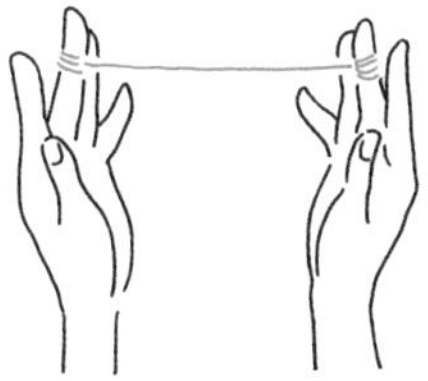

1 デンタルフロスを 40㎝くらいに切り、両手中指に巻き、15㎝くらいに張る。
中指で巻くのがポイント。

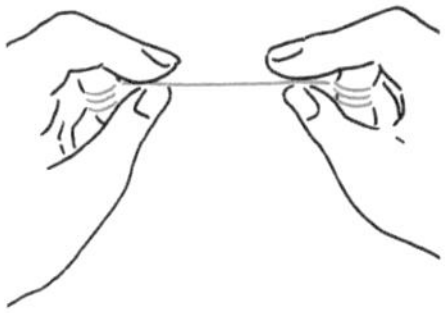

2 親指と人差し指ではさみ、指のあいだを1～2㎝くらいにする。

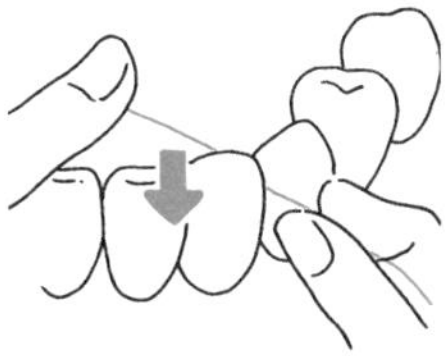

3 歯と歯のあいだに、小さく動かしながら、ゆっくり入れる。

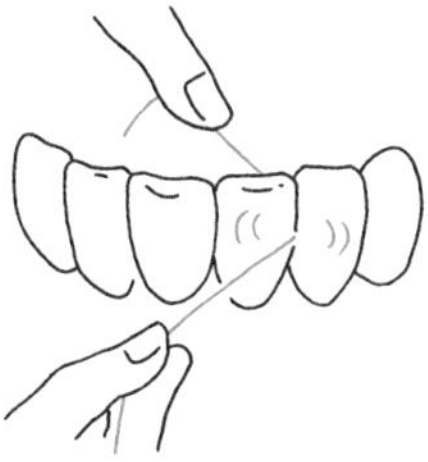

4 歯の側面（左右とも）に沿って、上下2、3回動かす。

5 小さく動かしながら、ゆっくり取り出す。

ライオン歯科衛生研究所ホームページより作成

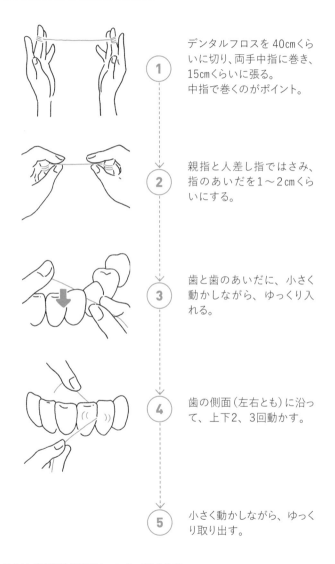

毎日のルーティンケアと週末のスペシャルケア

日々の歯磨きの基本は、次のふたつ。

- 毎食後、すぐに磨く
- ていねいに磨く

食事のあとに歯磨きをするのは、食べかすや歯垢の除去以外にも、pHが酸性に傾いた口の中を中性に戻すという大切な役割があります。そのため、食後すぐに磨くのがポイント。ランチのあと、おやつや甘い飲み物を飲んだあとも、やっぱり歯磨きはしたほうがよいのです。

よく「3分間磨きましょう」などといわれますが、歯並びが悪い人はでこぼこの部分をきちんと磨こうとすると時間がかかります。私も歯並びが悪かったときは、でこぼこの部分や歯と歯が重なった部分を磨くのが大変で、3分以上はかかってしまっていました。

歯ブラシが届かない場所

私はでこぼこや歯の重なりに加え、第二小臼歯が内側に生えていたために「絶対に歯ブラシが届かないデルタ地帯」がありました。つまようじだの歯間ブラシだのデンタルフロスだのを駆使して掃除していたので、長いあいだ本当に歯磨きには苦労しました。

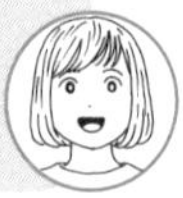

このように、歯磨きにかかる時間はケースバイケースなので、時間にこだわるよりも、きちんと磨けているかどうかを大切にしてください。目安は3~5分程度です。

また、朝の歯磨きは朝食前か、朝食後かという問題があります。汚れを除去することを考えたら、やはり朝食後ということになりますが、起床後に不快感がある場合は、うがいやマウスウォッシュ、かんたんな歯磨きなどで、寝ているあいだに口の中にたまった菌を洗い流すのも◎です。

寝る前だけでも徹底的に!

と、以上が理想的な日々の歯磨きです。

でも、なかなかここまでできないのが現実ではないでしょうか。ランチのあとは歯磨きをする時間がとれない人も多いと思います。おやつや外食後にも歯磨きというのも、現実的ではありません。

私もできるだけ毎食後に磨くようにしていますが、現実には朝晩の2回だけという日もあります。出かける前にバタバタすると、朝の歯磨きがおろそかになることもあります。

そこで、私のように**あまりマメでない人におすすめしたいのが「寝る直前だけは、ていねいに磨く」こと。**

虫歯予防や歯周病予防には「寝る前に口の中の細菌をできるだけ減らす」ことがとても大切だからです。

虫歯や歯周病の原因となるのは、口の中の細菌です。昼間はおしゃべりや飲食などで口が活動して唾液の分泌が多くなるため、ある程度唾液による自浄作用が働きます。また、お茶や水など糖分のない飲み物を飲むことでも細菌が流されます。つまり、昼間は比較的、口の中で菌が活動しにくい状態というわけです。

対して、寝ているときは口がほとんど動かず、唾液も少なくなります。邪魔な唾液が減って、そこに磨き残しによる糖分や歯垢が残っていたら、細菌にとっては天国のようなもの。

就寝中に細菌が働くのを抑えるためには、寝る直前にいかに口の中の細菌を減らしておくかがポイント。つまり「寝る直前にこそ、ていねいに磨く」ことがとても大切なのです。

お風呂で じっくり歯を磨く

私は寝る直前にお風呂に入る習慣なので、毎晩バスルームに歯磨きグッズを持ち込んで、湯船につかりながらじっくり磨くことが多いです。しかもスマホを持ち込んで動画を見ながらなので、異常なほどの長風呂に……。一日のなかでいちばんリラックスできる時間かもしれません。本来は「鏡を見てていねいに磨く」ことが大切なのですが、それは目をつぶっています。

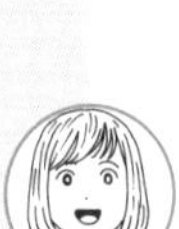

山崎のルーティンケア

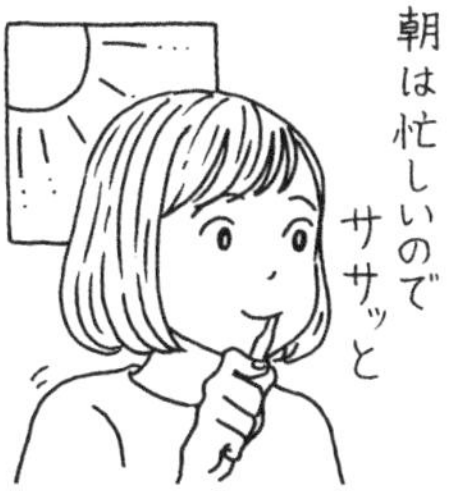

朝食後

朝はササッとすませる。歯磨き粉は爽快感のあるタイプでさっぱり。

昼食後

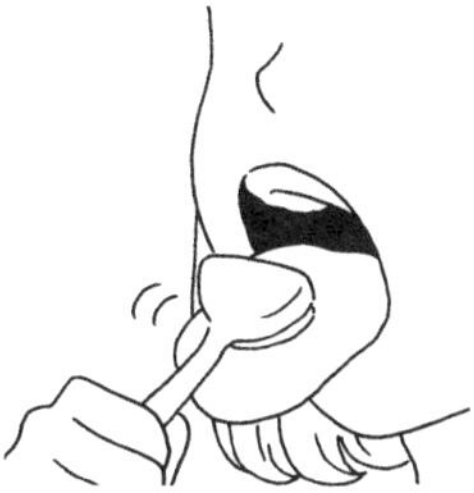

午後打ち合わせがある場合は、ホワイトニング効果のある歯磨き粉で磨く。口臭予防に舌ブラシを使用することも。

カフェでコーヒー

歯磨きできないときは、口をゆすぐ。白湯の入った小さな水筒を持ち歩くこともある。

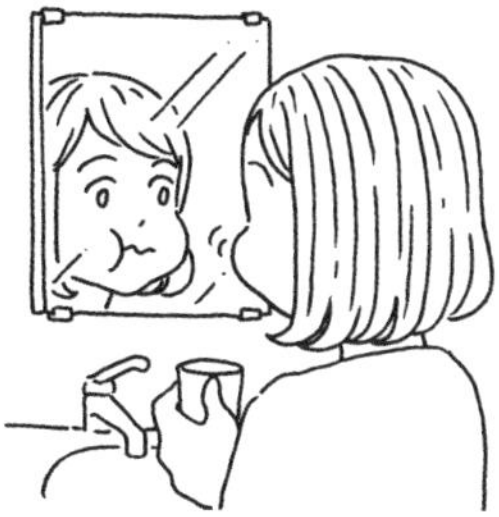

ここが大事！

寝る前

夜はもっとも重要な歯磨きタイム！　就寝前は超念入りに磨く。

まずはデンタルフロスを通す。そして口の中に歯垢や細菌をできるだけ残さないように、通常の歯ブラシ、電動歯ブラシ、ワンタフトブラシを使用。歯磨き粉は高濃度フッ素&低発泡タイプでじっくり磨く。

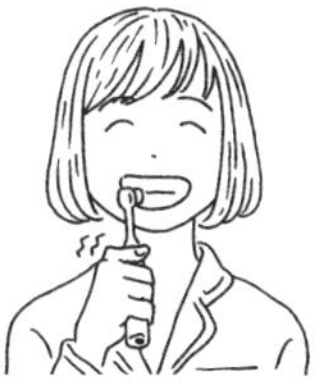

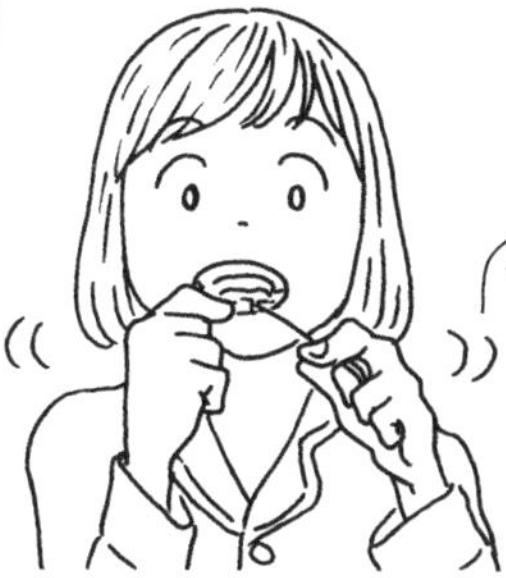

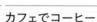

歯磨き後は水以外口にしないようにして、寝る直前に殺菌効果のあるデンタルリンスで仕上げる！

私は食後の歯磨きはサボることがあっても、寝る前の歯磨きはどんなに眠かろうが、疲れ果てようが、ぜったいに欠かしません。

虫歯になりやすい奥歯、歯の裏側、歯と歯ぐきのあいだ、詰め物や被せ物の境目などは特に念入りに。歯磨きのあとに殺菌効果のあるデンタルリンスを使ってフィニッシュします。

この「寝る直前のていねいな歯磨き」を始めてから、朝起きたときの口の中の不快感はほとんどなくなりました。よく、映画やドラマで朝のベッドで恋人同士がキスをするシーンがありますよね。以前はあれを見て「ぜったいにクサいはず！」と思っていましたが、いまならできる気がします（しませんが）。

朝、口の中に不快感が残っていたら、歯がきちんと磨けていない証拠と考えるようにしています。起床後の不快感がなければ、就寝前の歯磨きは合格です。

1週間に一度スペシャルケアを

時間のあるときにぜひおすすめしたいのが「歯垢染色剤（プラー

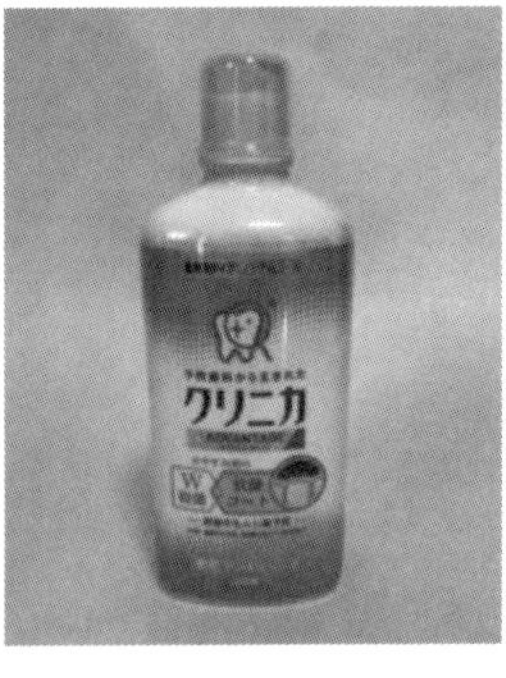

「クリニカアドバンテージ デンタルリンス」
就寝前に特化した商品なので、寝る前にはこれを使うことが多いです。個人的には刺激の少ないノンアルコールタイプがおすすめ。

クチェッカー）」を使って磨き残しをチェックしてみること。

歯垢染色剤は、子どものころの歯科検診で塗られていた赤い液。覚えている人も多いと思います。歯に軽く塗布するだけで、表面に残った歯垢が反応して染め出されるので、歯と歯のあいだ、奥歯など、磨き残しやすい部分を自覚できます。

私も定期的に使っていますが、ていねいに磨いたつもりでも、意外なところに磨き残しがあって、いかに歯磨きがむずかしいかがわかります。染まったところを意識して磨くようにしています。

歯並びが悪かったころは、がんばって磨いてもどうしてもうまく磨けず染まる部分がかなりありました。歯並びがそろってからは歯磨きがしやすくなり、磨き残しがだいぶ減りました。これは歯列矯正のメリットのひとつでした。

それから、歯ブラシを2本か3本、使い分けるのもおすすめです。

歯の表面を磨きやすいブラシ、細かいすき間を磨きやすいブラシ、歯ぐきまわり（歯周ポケット）を磨きやすいブラシなど、歯ブラシには得意分野があります。たとえば使いやすいものを基本の1本とし

歯垢染色剤は落ちにくい！

歯垢染色剤は洋服につくと非常に落ちにくいので注意しましょう。洗面台などもすぐに洗い落とさないと落ちなくなります。私も慣れないうちは洗面所やお風呂場のあちこちをピンク色に染めたものです（歯や口腔内についた色は残っていてもそのうち落ちます）。

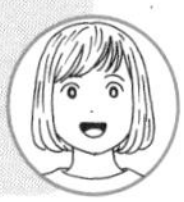

て、自分の磨き残しのクセや歯の悩みなどによって、合うものを選んでプラスするといいと思います（138ページで歯ブラシについて詳しく触れています）。

ちなみに、私は現在、①全体を磨くための歯ブラシ、②歯ぐきまわりのための先端極細毛の歯ブラシ、③細かな部分を磨くためのワンタフトブラシと、最低3本は洗面所に準備しています。食後は①のみ、就寝前は①〜③を使っててていねいに磨いています。

なかでもおすすめなのが、ワンタフトブラシです（タフトブラシなどとも呼ばれます）。ふつうの歯ブラシは、フラットな面を磨くのは得意ですが、細かな凸凹ではどうしても磨き残しが出やすくなります。ワンタフトのタフトは「房」という意味で、毛束がひとつで、細かい部分の汚れをとるのに向いています。歯と歯のあいだ、奥歯の歯間などでは、毛先を細かく動かしてかき出します。特に矯正中は、装置についた食べかすや汚れを落としやすいので、とてもお世話になりました。

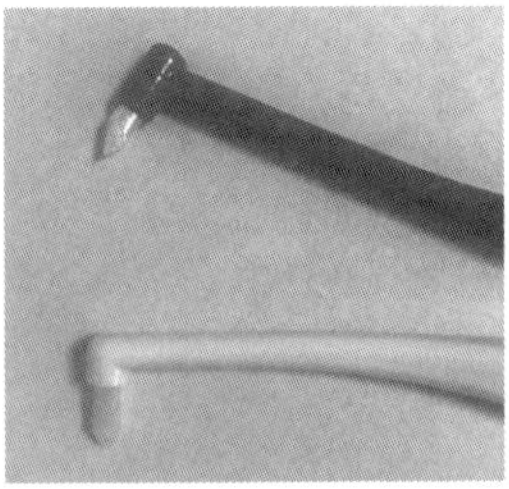
毛束がひとつになっているワンタフトブラシ。矯正中は特にお世話になった。

週に一度のスペシャルケア

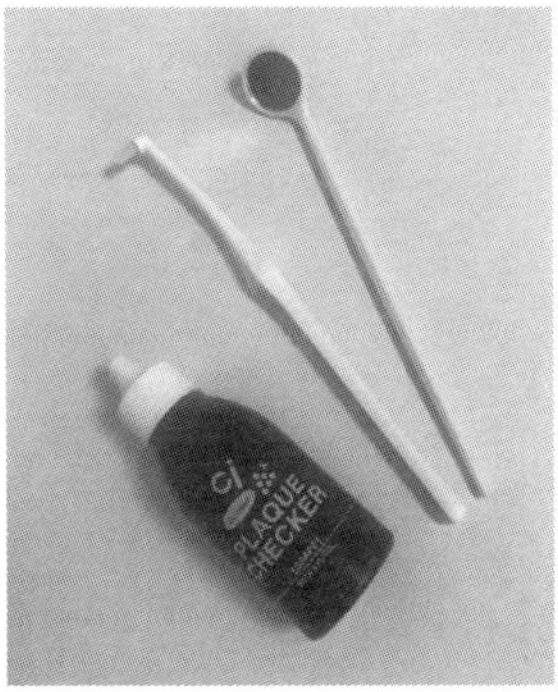

スペシャルケアの3点セット

左から、歯垢染色剤（「Ci プラークチェッカー」）、ワンタフトブラシ、デンタルミラー。ワンタフトブラシ、デンタルミラーは100円ショップでも入手可能！

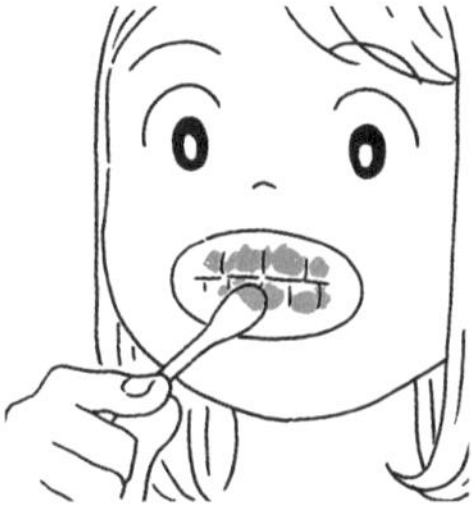

歯に歯垢染色剤をつける。綿棒でつけるものや口に含んでうがいするものなど各種ある。

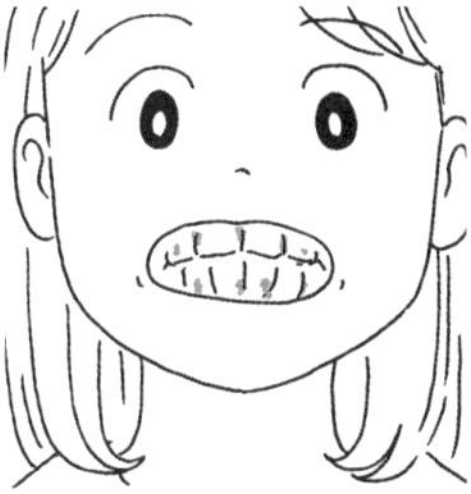

水ですすいだあと、赤く残った磨き残し部分をしっかり磨く。どの部分に歯垢が残りやすいかの目安になる。

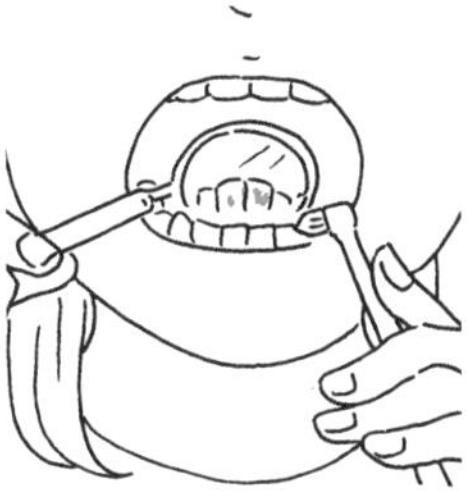

歯の裏側はミラーを使うと磨きやすい。

週末ケアのポイント

- 歯垢染色剤（プラークチェッカー）を使う
- 歯と歯のあいだ、奥歯、歯の裏側など磨き残しやすい部分を重点的に磨く
- 歯ブラシを使い分けてスペシャルケア感を出すと、満足度が上がる

歯磨き粉選びで変わってくること

スーパーやドラッグストアに行くと、歯磨き粉や歯ブラシがたくさん並んでいます。あまりにもたくさんあるので、「何を選んでいいかわからないから、とりあえずCMで見たことのあるものにしておこう」というくらいの人が多いと思います。でも、せっかく大切な歯を磨くのですから、「なんとなく」ではもったいない！

歯磨き粉を選ぶ大切な条件、フッ素

歯磨き粉の中身（配合）は症状別などでさまざまですが、**いちばんのポイントは「フッ素の含有量」**。フッ素は正しくはフッ化物（フッ化ナトリウム、モノフルオロリン酸ナトリウム、フッ化第一スズ）といいます。

なぜフッ素含有量が重要かといえば、フッ素が虫歯予防に有効な成分だから。フッ素には虫歯の原因菌の働きを弱めたり、再石灰化

研磨剤ってよくないの？

よくネットで「研磨剤入りの歯磨き粉は歯によくない」という記述を見かけます。その真偽をライオンのオーラルケアマイスター太田さんに聞いてみました。歯磨き粉に含まれる研磨剤はそもそも歯の汚れを落とすためのもので、歯を削らない配合になっているそう。国内メーカーの歯磨き粉であれば、特に問題なし。それよりも強い力でゴシゴシと磨かないことのほうがはるかに大切だそうです。

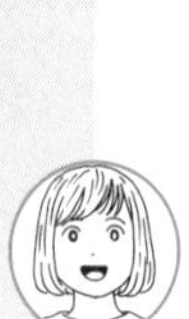

の促進によって歯の表面を強化したりと、虫歯になりにくくする働きがあります。

歯磨き粉に含まれるさまざまな薬用成分のなかでも、フッ素は確実に効果があるもの。日本で売られている一般的な歯磨き粉のほとんどには、フッ素が含まれています。なかでも「高濃度フッ素配合（できれば1000ppm以上）」であることが望ましいのです（子どもの場合は、1000ppm以下のものを使用）。

日本では歯磨き粉に配合できるフッ素（フッ化物）濃度の上限が1500ppmです。そのため、上限手前の1450ppmの商品が増えています。ドラッグストアでも「クリニカ」シリーズ、「システマ」シリーズ、「シュミテクト」シリーズ、「ガム」シリーズなどに、手ごろな価格で買える濃度1450ppmの歯磨き粉がたくさんあります。

「高濃度フッ素配合」を必須条件として、歯周病、知覚過敏、着色汚れなど、パッケージをよく見て、自分のほしい効果がプラスされているものを選ぶとよいでしょう。

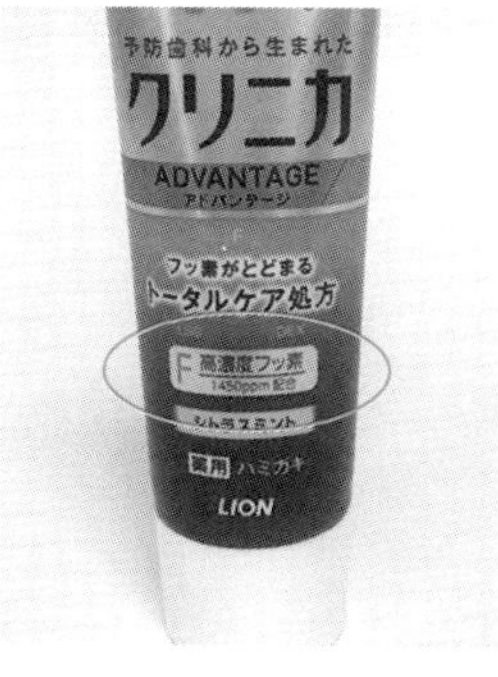

歯磨き粉を選ぶときは、高濃度フッ素をベースの条件として、歯周病予防、知覚過敏対策など、自分の症状に合うものを。

じっくりに磨くなら低発泡タイプ

歯科のドクターはよく「歯磨き粉で磨いた気になって歯磨きがおろそかになるくらいなら、歯磨き粉などつけないほうがいい」とおっしゃいます。

たしかに泡立たない歯磨き粉を選ぶと、じっくり磨けます。低研磨・低発泡タイプの「チェックアップ」シリーズ、発泡剤・研磨剤無配合の「コンクール ジェルコート F」など、歯科のドクターもよくすすめています。口の中をすすぎすぎるとフッ素の効果が弱まるのですが、低発泡タイプなら一度のすすぎですむのです。

私自身、低発泡のものがよいとは知りながら、やはりすっきり感が足りないので、使用感の好みと薬効成分の多さから、長年「クリーンデンタル」を使っています。朝はすっきりした使用感のもの、夜は低発泡タイプでじっくりなど、自分流の使い分けも楽しいのです。歯磨き中も、まずは歯磨き粉なしで、2周目は歯磨き粉をつけるなど、しっかり磨く工夫をしています。

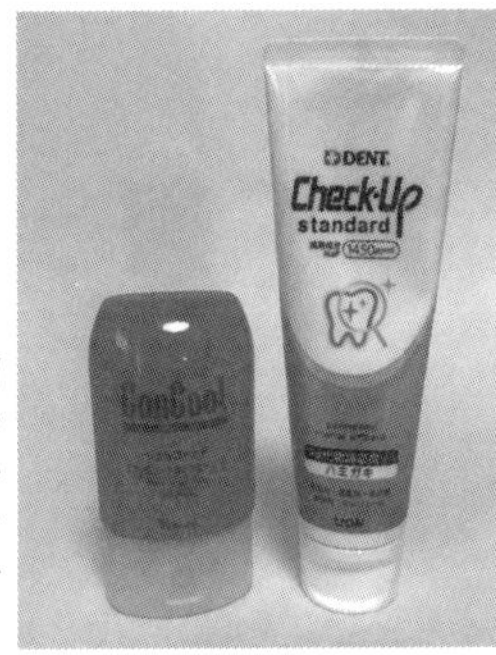

山崎おすすめ、じっくり磨ける低発泡タイプの歯磨き粉。左「コンクール ジェルコート F」（ウェルテック）、右「チェックアップ スタンダード」（ライオン歯科材）。

化粧水より高い歯磨き粉を使っています

長年歯に無頓着だった私は、歯磨きなんて面倒で大嫌いでした。でも、いまは歯磨きが大好きになりました。ドラッグストアで歯磨きグッズを物色しているときは、洋服や化粧品を選ぶよりもワクワクします。

化粧水は500円くらいのプチプラですが、歯磨き粉は比較的高めの500〜1000円以上のものがずらりと洗面所に並んでいます。旅行に化粧品はあまり持っていきませんが、歯ブラシと歯磨き粉だけはぜったいに自分のものを準備していきます。

自分の歯と向き合い、きちんとケアし始めて以来、ダメダメだった私の歯はだいぶ改善しました。新しい虫歯はできず、歯科衛生士さんにも「よく磨けている」とほめられるようになったのです。「高い化粧品を買ってもあまり効果を感じないけれど、歯磨き粉や歯ブラシは、よいものを使えばかならず効果がある。毎日の歯磨きは裏切らない」と、いまの私は信じています。

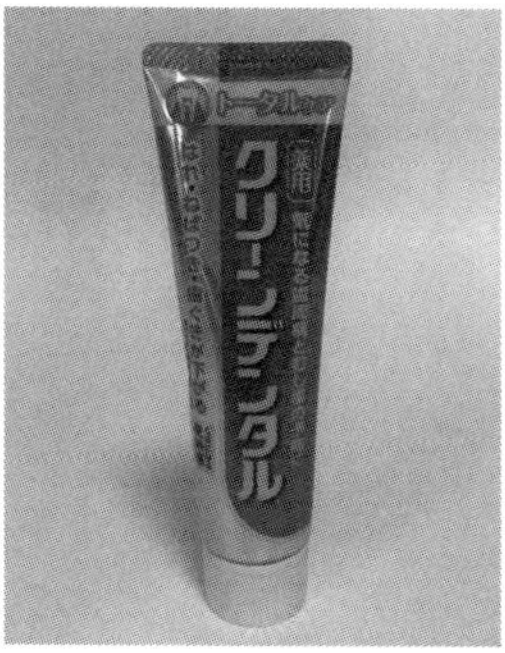

「クリーンデンタル」（第一三共ヘルスケア）。愛用している歯磨き粉。使っている化粧水の2倍以上のお値段！

よい歯ブラシは、実力がこんなに違う

歯ブラシは、歯の健康に直結する大切なアイテムです。**どんな歯ブラシを使おうとも、いちばん大切なのは「毛先が開いたら取り替えること」**。

前述しましたが、古い歯ブラシをお風呂掃除などに再利用しようとするとわかります。毛先が開いて（寝て）いると毛先がねらったところに当たらず、汚れが落ちません。歯磨きでも、毛先が開くと歯垢除去率が4割ほども落ちてしまうそうです。

歯ブラシだけはケチらずに、毛先が開いたら取り替えましょう。歯ブラシのヘッドを反対側から見て、毛先がはみ出していたら交換のサインです。

歯ブラシには毛先のかたさの表示がありますが、みなさんはどれを選んでいますか？　私は以前、なんの根拠もなく「ふつう」を選

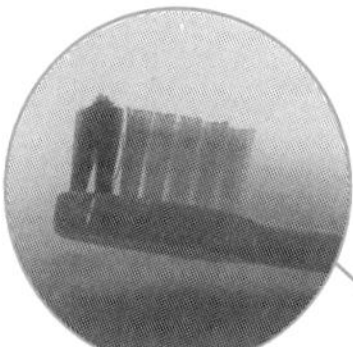

おすすめ歯ブラシ①
「ルシェロ」シリーズ（ジーシー）。この毛先が奥歯にフィット！ ハンドルも持ちやすい。日々のお手入れに。

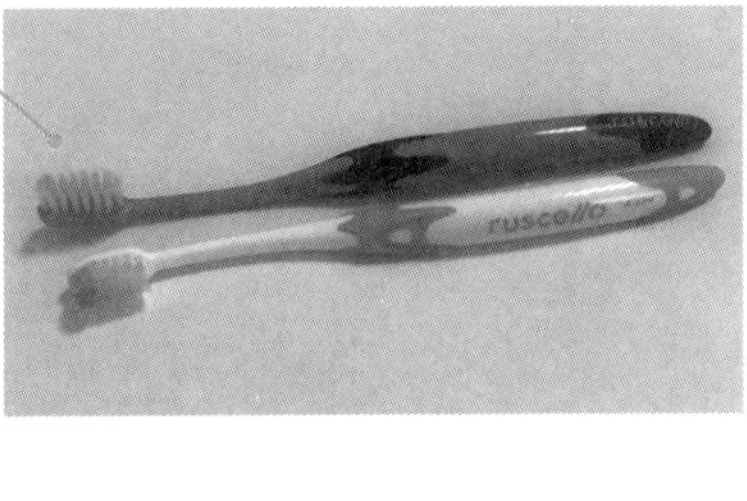

んでいました。

歯の掃除という観点から考えれば、かたい毛先のほうが汚れはよく落ちるそうです。でも、かたい毛先は歯ぐきや歯の表面を傷つけやすいため、特に力が入りすぎてしまう人や歯肉が敏感な人、歯ぐきの腫れなどがある人には不向きです。

やはり一般的には「ふつう」を選ぶのがおすすめ。

歯周炎や歯周病などで歯ぐきから出血などがあるような場合は、「やわらかめ」を選びます。ただし歯垢除去率は落ちるので、よりていねいに、やさしく磨くようにしましょう。

先端極細毛など毛先が細いタイプは、歯周ポケットの汚れをかき出したり、歯肉をマッサージしたりするのに向いています。歯周病が気になる人や歯ぐきがやせてきたなあと感じる人は、このタイプを併用するといいそうです。

ここ数年、歯のケアにはまって、いろいろ試したのですが、私がいちばん好きなのは「ルシェロ」というシリーズの歯ブラシ。先端の山切りカットと段差植毛によって、感動するほど奥歯にフィット

おすすめ歯ブラシ②
「システマ」シリーズ（ライオン）。毛先が細くて歯周ポケットに届いてる感がすごい。極薄のヘッドで奥歯にも届く！　歯周病ケアに。

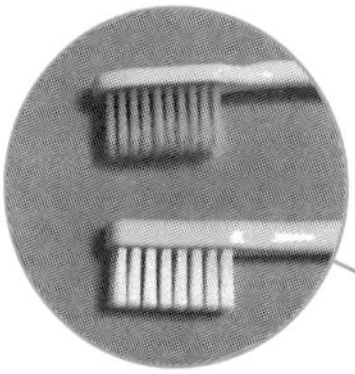

上が極薄ヘッド、下の一般的な歯ブラシと比べるとこんなに薄い。

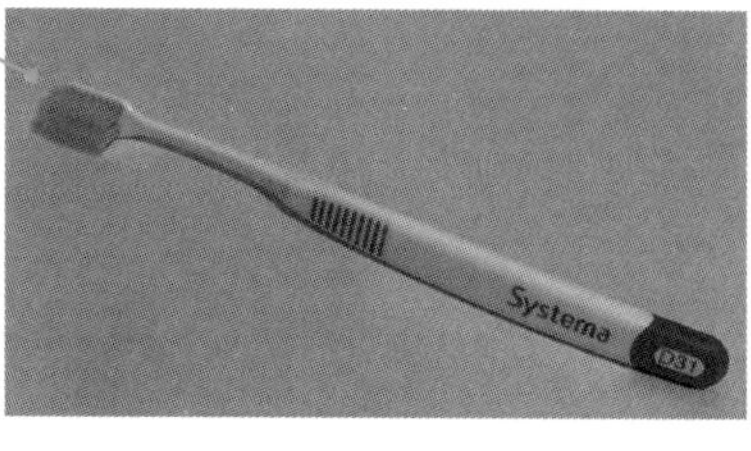

して、とても磨き心地がいいのです。大きなドラッグストアやネットなどで購入できます。

「ルシェロ」シリーズは少々値が張るので、安価な「タフト24」という歯ブラシをネットでまとめ買いして併用しています。シンプルでフラットな歯ブラシで、毛の密度が高くコシのある素材なのでしっかり磨けます。

毛先の細いタイプなら、安定の「システマ」シリーズ。ベースの歯ブラシと併用して、歯の根元の部分を磨くようにしていますが、毛先が歯周ポケットに届いている感覚があります。

１００円ショップなどで売っている「歯ブラシ職人 田辺重吉の『磨きやすい』歯ブラシ（先細）」もかなりの実力がある歯ブラシです。旅行に１本だけ持っていくならこれです。

ここで紹介したもの以外にも、各社研究を重ねたすばらしい歯ブラシがたくさんあります。いろいろ試して、お気に入りを見つけて、歯磨きライフを堪能しましょう。

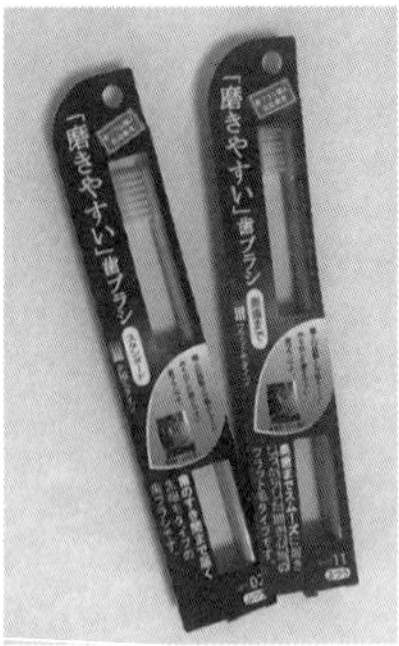

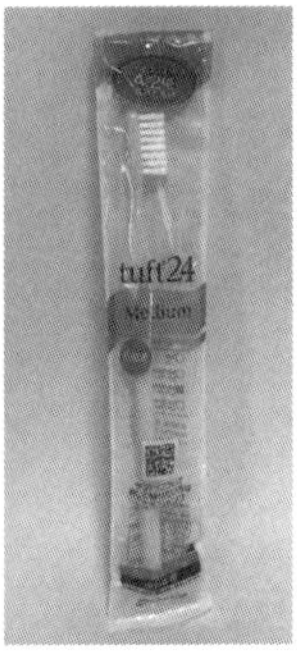

おすすめ歯ブラシ③

左：「歯ブラシ職人田辺重吉の『磨きやすい』歯ブラシ」（ライフレンジ）100円ショップでも売られています。

右：「タフト24」（オーラルケア）ネットでまとめ買いすると1本100円ちょっとで買えます。

どちらもコシのあるブラシで長持ちする高コスパ商品。磨き心地もよし！

半年に一度、歯科でメンテナンス

予防歯科はセルフケアとプロケアの両輪で

最近では予防歯科という概念が広まっていますよね。ひと昔前は「歯が痛くなったら歯医者に行く」のがふつうでした。最近はそうではなく、虫歯や歯周病にならないように日ごろからケアするのが、予防歯科の考え方です。

初期の虫歯はあまり痛みが出ません。また前述した通り、歯周病は進行するまで自覚症状がなく、「Silent Disease（沈黙の病気）」とも呼ばれています。問題が出てくる前に予防をすることが大切なのです。

虫歯や歯周病を防いで、歯を失わないようにするには、**自分でおこなうセルフケア**（**毎日の歯磨き**）**と、歯科医によるプロケア**（歯科

歯科検診でしてもらえること

- 虫歯のチェック
- 歯ぐきのチェック（歯周ポケットの検査）
- ブラッシングの指導
- クリーニング（着色汚れ、歯垢、歯石の除去）
- 歯科相談（歯や口元の悩みを相談し、問題があれば治療計画の提案など）

検診、クリーニングなど）の両輪という意識を持ちましょう。毎日の歯磨きだけでは、磨き残しがぜったいにあるし、歯ぐきの状態もわかりません。だから、定期的な歯科検診が必要なのです。

歯科検診では、口内の状態をチェックし、1本1本の歯周ポケットを検査します。

私も3カ月～半年に一度、歯科検診とクリーニングを受けています。磨き残しが多い場所をプロの目で見て教えてくれますし、歯周ポケットが深くなっているところはよりていねいにブラッシングしようという目安になります。前回よりも改善してほめてもらえると、歯磨きにも気合いが入るのです。

歯科検診では、クリーニングもいっしょにやってもらえる場合が多いでしょう。

口を開けているだけでプロの歯科衛生士さんが隅々まできれいにしてくれるのですから、私にとっては癒しそのもの。通っているクリニックはとてもていねいにクリーニングをしてくれるので、本当にありがたい！　マッサージやヘッドスパのような気持ちで施術し

癒しの歯科検診

私が行っているところでは顔にタオルをかけてくれるので、エステ気分でリラックスできる。

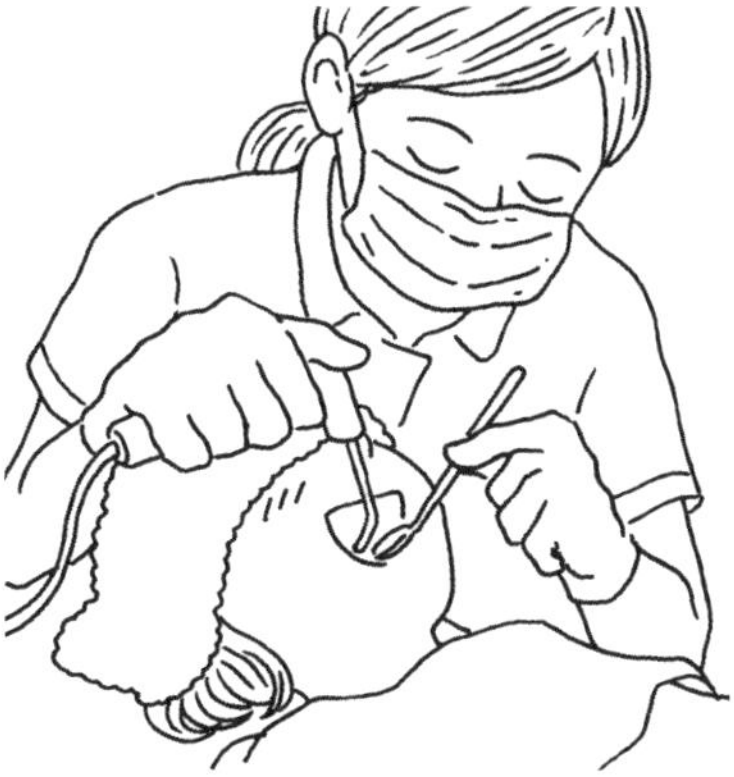

定期検診

まず最初に検診。歯垢や歯石ほか、口の中をチェックしたあと、歯周ポケットを検査。

クリーニング

クリニックならではの器具を使っててていねいにクリーニングしてもらえる。

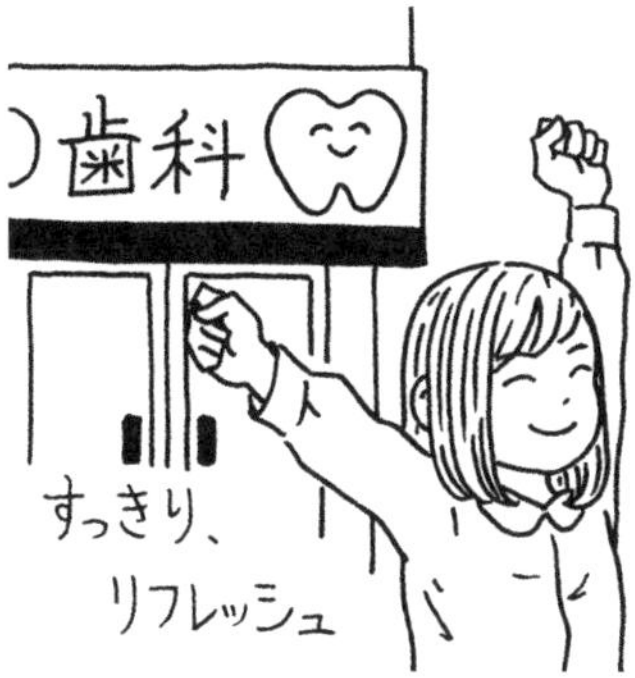

終わったあとのリフレッシュ感が最高です！

ていただき、最中は至福の境地、終わったあとは本当にすっきり、歯はピカピカです。

料金の目安は歯科検診とクリーニングで3000〜4000円ほど（保険適用の場合）。ただしクリーニングに保険が適用されるのはあくまでも治療目的なので、虫歯や歯肉の炎症などがない場合は自費になります。

理想は3カ月に一度ですが、忙しい人は半年に一度。ドクターに周期を相談して、検診時に次回の予約をしてスケジュールに入れてしまうことをおすすめします。

クリーニングにはPMTCというスペシャルケアもあります。

PMTCは専用の機械を使っておこなう徹底的な歯のおそうじ。歯磨きでは落とすことができない、こびりついた古い歯石や磨き残しのプラークなどを徹底的に除去してもらえるので、審美的にも予防歯科的にも、より高い効果が期待できます。PMTCは原則自由診療になるため、料金の目安は5000〜1万円ほどです。

私のPMTC体験

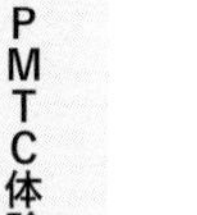

PMTCを受けた感想としては「いつもよりさらにていねいなクリーニング」といった感じで、痛みなどはありませんでした。PMTCの内容はクリニックによって微妙に違うのですが、私が受けたPMTCのスペシャルケアは、パウダークリーニングといって専用パウダーをエアフローで吹き付けるもの。通常のクリーニングでは落ちにくい汚れを除去できるそうです。PMTCの要否や頻度はドクターと相談しましょう。

私の「歯科選び」失敗談

矯正歯科と同じように、一般歯科のクリニックも、選ぶのがむずかしいですよね。

信頼できるかかりつけのクリニックがあるならいいですが、久しぶりに虫歯が気になって通おうという場合、どこを選んでよいかわかりません。何せ「歯医者さんの数はコンビニより多い」といわれる時代です。

手がかりとしては、ホームページをよく見てみること。何件か見比べてみれば、どんな治療に力を入れているのかがわかります。予防歯科に力を入れているのか、インプラント治療に力を入れているのか、歯周病治療に力を入れているのかなど。自分が受けたい治療に力を入れているかどうかが選ぶポイントになります。

さらに、ある程度新しい設備に対応しているクリニックのほうが、

下手な歯医者さんもいる

歯医者さんのうまい下手って、本当にあります。10年ほど前、歯の詰め物がとれて目についた駅前の古びたクリニックに適当に駆け込んだところ、治療後にものすごい違和感。詰め物がとがっていて舌先に当たると痛いのです。半年たたないうちにその詰め物はとれてしまい、別の評判のいいクリニックで治療したら、天と地ほどの差を感じるほど自然な仕上がりになりました。

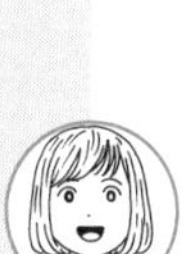

より先進的な医療を受けられそうだし、勉強熱心なドクターかもしれないと期待します。次項で紹介する失敗談のように、新しければよいというわけではありませんが、あまりに設備が古そうな医院は、私ならやめておきます。

親知らずを抜歯したら……

矯正中は楽しくクリニック通いをした私ですが、過去に歯科治療で後悔した出来事があります。

30代後半で、しばらく放っておいた虫歯を治療しようと、歯科に通ったときの話です。新しい建物、おしゃれな外観、個室での治療、ドクターも若くてさわやかでした。

とにかく虫歯をなんとかしようと受診したのですが、「この虫歯はどうせ長く残せない歯です。それより親知らずのせいで磨き残しが増えていますよ。先に親知らずを抜きましょう」と提案されたのです。

まあそんなものかと思い、親知らずの抜歯をお願いしました。右

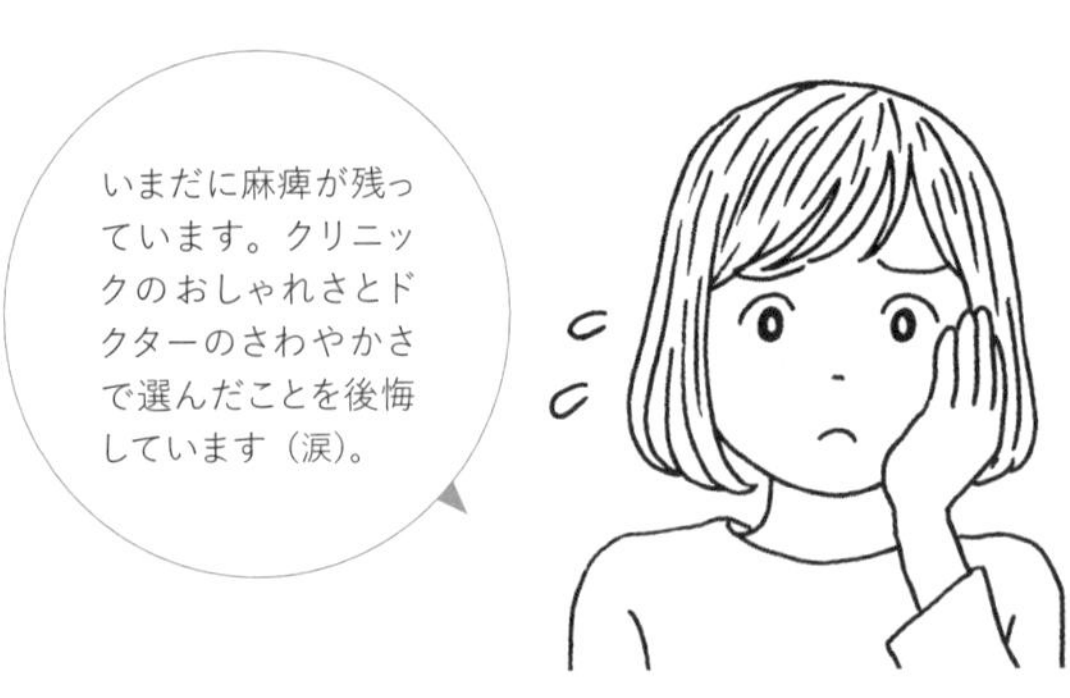

いまだに麻痺が残っています。クリニックのおしゃれさとドクターのさわやかさで選んだことを後悔しています（涙）。

の上下、左の上下と2本ずつ計4本を、2回に分けて抜いたのですが、下の親知らずが横向きに生えていて砕いて抜歯したため、かなり時間がかかりました。

2回目に左側の親知らずを抜歯したときのことです。施術中は麻酔をかけるのでわからなかったのですが、翌日になっても左側の下唇と左側のあごの感覚がなく、しびれたような状態でした。指でさわると右側とは明らかに感覚が違い、食べこぼしをしてもまったくわかりません。不安になってネットで調べてみると、まれなことですが親知らずの抜歯で神経を損傷し、麻痺が残ることがあるというのです。

すぐにクリニックに相談すると「徐々に神経がつながって、数カ月で戻るはず」とのことでした。そう話す若いドクターの口ぶりは、かなり不安そうでした。

何度か無料で診察してもらったのですが、感覚が戻っているかどうかをチェックするだけ。その後引っ越しをしたのでそのクリニックに通うことはなくなりましたが、結局、当初の目的だった虫歯治

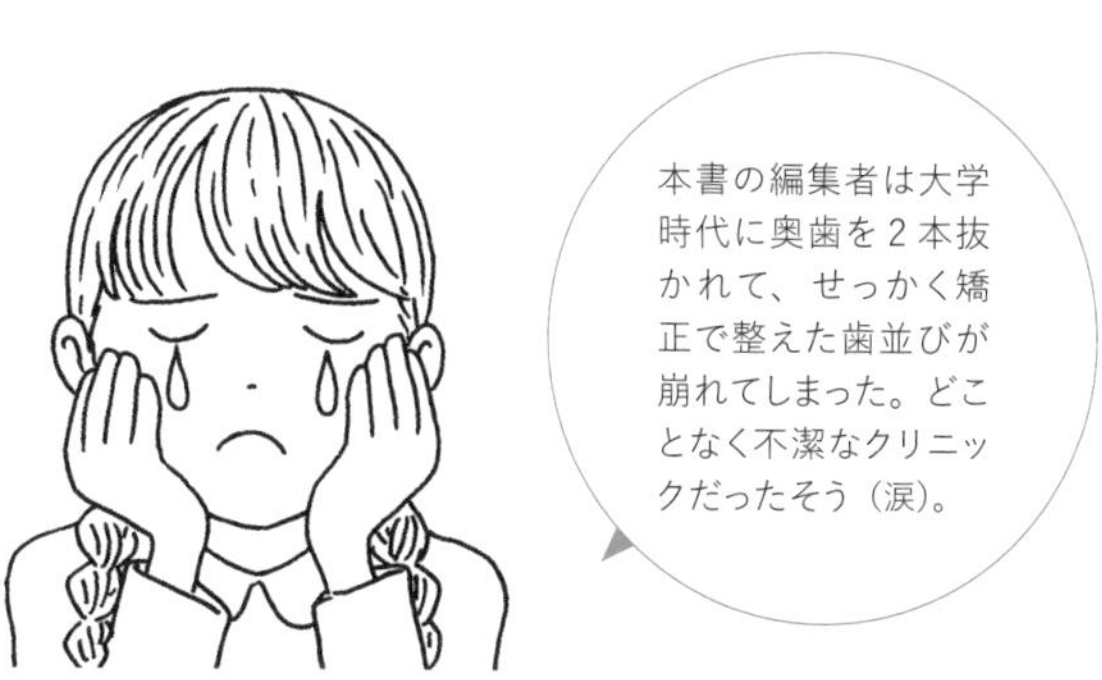
本書の編集者は大学時代に奥歯を2本抜かれて、せっかく矯正で整えた歯並びが崩れてしまった。どことなく不潔なクリニックだったそう（涙）。

療はしてもらえずじまいでした。

それから10年以上経過しましたが、麻痺は完全には治っていません。といっても、感覚は7割くらい戻っているので気にしてはいないのですが、当時はショックだったし、「あのとき、違うクリニックに行っていれば」という後悔は残っています。

虫歯治療ひとつとっても、ドクターや治療そのものの当たりはずれはあるし、治療計画やクリニックの設備も本当にさまざまです。虫歯や歯周病が進んだ歯をなんとか残そうという主義のドクターもいれば、抜歯してブリッジやインプラントなどをすすめてくるドクターもいます（ケースバイケースなので、どちらが正しいというわけではありません）。

私の経験では、ネットの口コミはさほど参考になりません。一概にはいえませんが、やはりリアルでそこそこ人気のある（長く通っている患者さんが多い）クリニックのほうが安心できるような気がしています。

歯医者選びはむずかしすぎる

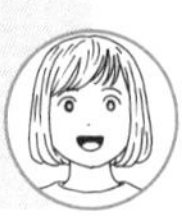

上で書いたクリニック、個人的には麻痺の件もあり、アフターフォローも微妙だったので不信感しかないのですが、改めてネットの口コミを調べてみたら、☆5のよい評価しかついていませんでした。実際は腕のいいドクターで私の運が悪かったのかもしれませんが……。本当に歯科選びってむずかしいと思います。

大人の虫歯、ぜったいに防ぎたい

ご存じのように、虫歯治療では虫歯になった部分を削り、詰め物（インレー）や被せ物（クラウン）で削った歯を補います。30～70代までは、虫歯（治療済を含む）のある人が8～9割以上、未処置の虫歯がある人も3割以上です。ちなみに、高齢になると歯を失うことが増え、虫歯のない人も増えてきます。＊3

「ぜったいに防ぎたい」と見出しに書いたのは、40代以上は虫歯＝歯を失うことにつながるからです。

子どものころの虫歯の治療痕で、奥歯は銀歯だらけ……という人も多いと思います。私もそうです。でも、せっかく本書を手に取ってくださったのですから、これから先はどんなことがあっても虫歯にならないように、このページをぜひ活用してください！

＊3　厚生労働省「平成28年歯科疾患実態調査」

虫歯はなぜできる

まずは「虫歯はなぜできるのか」を知っておきましょう。

虫歯菌（主にミュータンス菌）は、糖質が大好き。食べ物や飲み物の糖分がやってくると、糖分をエサとして酸を出し、歯の表面のカルシウムやリンが溶け出します。これを「脱灰」といいます。

しかし、体というのはよくできたものです。いずれ口の中が中性に戻り、唾液に含まれるリンやカルシウムが戻って、歯を修復してくれます。これを「再石灰化」といいます。

このように、歯は食事のたびにわずかに溶けては戻るという修復作用を繰り返しています。このバランスがいいうちは健康なのですが、バランスが崩れて歯を溶かす作用が強くなることで虫歯になるのです。

「フッ素」が歯を守って修復してくれる

「脱灰」→「再石灰化」の流れを強化してくれるのが、歯磨き粉な

■ 歯の修復サイクル

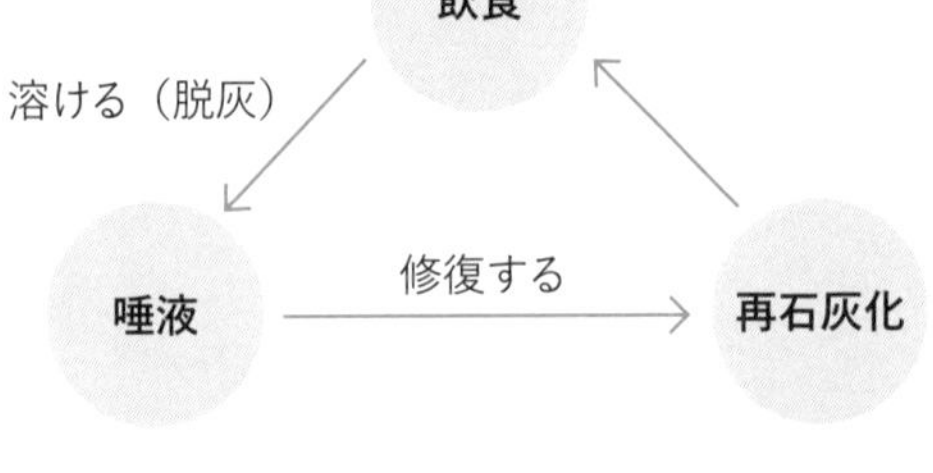

どに配合される「フッ素」です。

口の中が酸性に傾いて脱灰するのを抑制し、唾液中のリン酸やカルシウムによる「再石灰化」を促してくれます。つまり、脱灰では「守る」、再石灰化では「修復」と、両面から歯を守ってくれるのです。

「だらだら食べる」と虫歯になる

脱灰と再石灰化のバランスを崩すのが「だらだら食べること」。

いつも食べ物が口の中にあることで、口の中がずっと酸性に傾いたままになり、中性に戻らないのです。

そういえば、私も仕事をしながらクッキーをつまんだり、チョコレートを一粒口の中に放り込んだり……。少しくらいなら太らないだろうと、あえてちょこちょこ食べをしていました。歯にとっては最悪の行為だったわけです。

キャラメルや飴などは、糖質のかたまり。さらに口の中で長時間転がされて歯にべったりと張りつくので、虫歯菌にとっては天の恵

脱灰

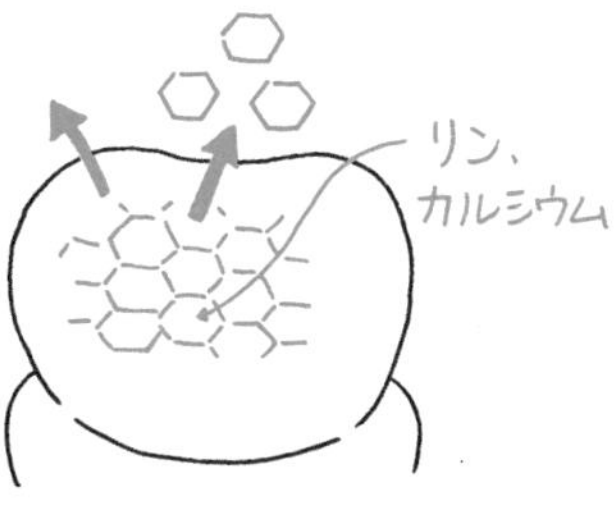

再石灰化

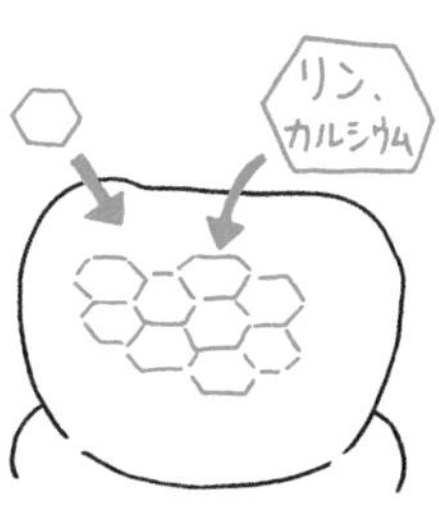

みのようなもの。口の中で溶けて歯につきやすいチョコレートや甘い飲み物も、虫歯菌の大好物です。なるべく避けるか、食べてしまったら早めに歯磨きをしましょう。

30代以降は二次カリエスに注意

大人の虫歯で多いのが、「二次カリエス」(カリエスは虫歯という意味)です。

二次カリエスは、過去に虫歯治療をした詰め物や被せ物のすき間から虫歯菌が入って、虫歯になってしまうこと。自覚症状がないまま詰め物や被せ物の奥で虫歯が進行するので、気づいたときには歯に大きなダメージを負っていた……なんていうことも。

虫歯は、治療をすれば安泰というわけではありません。二次カリエスを予防するには、やはりセルフケア(毎日の歯磨き)とプロケア(定期検診)を続けること。保険診療で使える金属やレジンは歯とのあいだにすき間ができやすいので、自由診療のセラミックなどに代えることで、二次カリエスのリスクを軽減することもできます。

大人の虫歯・歯周病を予防する歯磨き法

子どものころは歯の噛み合う部分に虫歯ができることが多かったと思いますが、大人になると虫歯の発生場所が変わってきます。

歯周病などで歯ぐきが下がった部分は虫歯になりやすいので、歯と歯ぐきの境目、つまり歯の根元のあたりの虫歯が増えてくるのです。

そのため、大人の歯磨きは歯の面だけでなく「歯と歯ぐきの境目」を意識して磨くことが大切。歯の根元のあたりに歯ブラシを45度の角度に当て、軽い力で小刻みに動かして磨きます。

治療を重ねるほど、歯はダメージを受ける

歯は、虫歯になって削っては詰め、削っては詰め、あるいは被せ物をして……と、治療を繰り返すほどダメージを受けます。結果、神経を抜いたり、歯を失ったりという事態につながるわけです。

だからこそ、虫歯や歯周病にならないようにケアする予防歯科が

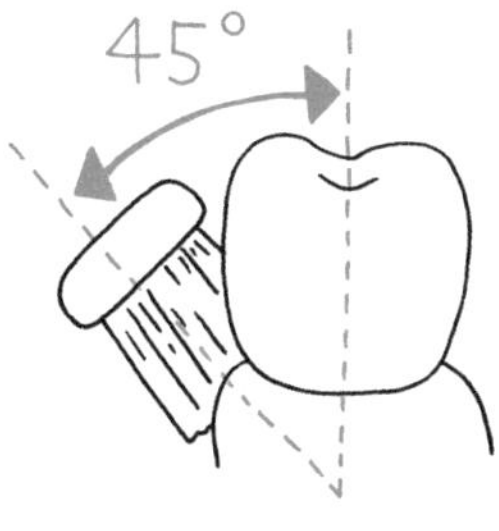

虫歯・歯周病予防の磨き方
歯ブラシを歯と歯肉の境目に45度の角度に当て、前後にこまかく動かして磨く。

大切なのです。

　私自身、矯正にあたって抜歯した歯のうちの2本は、大人になってから放置した虫歯が原因で、先が長くない状態でした。どちらも歯の神経を抜いて、もろくなっていたのです。

　1本の歯などは、ある日焼き芋を食べていたらポキンと折れてしまいました。そのときは適当に保険適用の安い差し歯にしたのですが、以降口の中の状態がどんどん悪くなっていくのがわかりました。矯正前に抜歯した歯を見てみると、根っこのほうまで黒ずんで、なんとも痛ましい最期だったのです。

　私が歯に悩んでいたころ、引っ越しなどの都合もあって歯科を4件ほど変えたのですが、クリニックによって本当に技術も施設もまちまちでした。適切な治療をしてくれるいいドクターに出会うことも、本当に大切です。

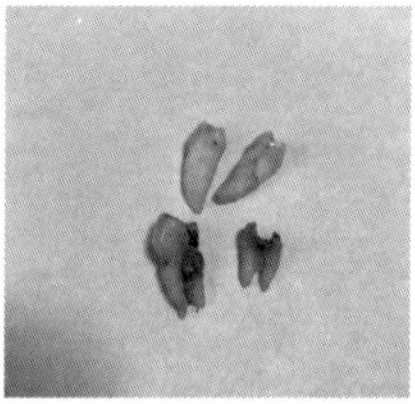

矯正で抜歯した4本の歯（手前の2本はボロボロで先の長くない歯でした）。

「まさか自分も？」気になる口臭の防ぎ方

ある日、同年代の人たち数人でミーティングをしていました。みんなおしゃれで、かっこよくて、仕事もできる人たちです。たまたま狭い喫茶店で、顔を寄せて話をする体勢になったのですが……。なんとなくにおうのです。それはまぎれもなく、お口のにおいでした。

どんなに美人でも、口臭があると台なし。特にアラフォー以降は男女ともに、口臭の危険因子が増えていきます。

口臭の正体

口臭の種類は、主に「**生理的口臭**」「**外的口臭**」「**病的口臭**」に分けられます。

生理的口臭は、起床時、空腹時、緊張時など、だれにでも多少は

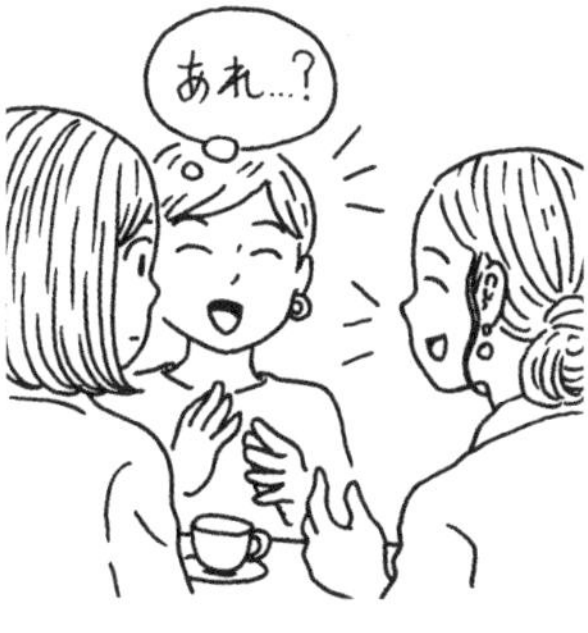

あるものです。私たち人間は生物の一種なので、まったくの無臭というわけにはいかないのです。外的口臭は、ニンニクたっぷりの餃子や、お酒やたばこなどによるものです。

生理的口臭と外的口臭は歯磨きや時間の経過などで抑えることができるので、あまり気にする必要はありません。

病的口臭は、肝機能低下や糖尿病といった体の病気が原因になることもありますが、ほとんどは進行した虫歯や歯周病です。つまり、口の中の細菌が出すにおいなのです。

口内で起こる口臭は、口の中の細菌が食べかすや剥がれた口の中の粘膜などのたんぱく質を分解することで、ガスを発することから起こります。虫歯の場合、歯自体がにおいを発するわけではありませんが、細菌が歯の内部まで入り込んで神経の部分まで侵入することで、悪臭を発します。

歯周病になると、細菌が歯ぐきから出る微小な血液（血漿成分）などを分解するため、においが出ます。ドブのような悪臭があったら、歯周病由来の口臭が疑われるそうです。

口臭は3種類

1 生理的口臭……口腔内の不潔・舌苔などが原因

2 外的口臭……食べ物、たばこ、酒によるもの

3 病的口臭……歯周病や虫歯が原因

つまり、口臭対策は口の中の細菌（歯垢）を減らし、虫歯予防や歯周病予防を心がけること。具体的には、次の3つがポイントです。

①歯磨きと歯科受診

日々のていねいな歯磨きで食べかすや歯垢を除去します。自分では落とせない歯石は歯科でクリーニングをしてもらいましょう。虫歯や歯ぐきの腫れなどが気になる人は、歯科を受診して治療・指導を受けます。

②唾液を増やす

唾液には、口の中の細菌の増殖を抑える、殺菌する、洗い流すなど、たくさんのありがたい働きがあります。唾液が減って口の中が乾燥するほど、細菌が増えて口臭、虫歯、歯周病のリスクが高まるのです。特に口呼吸の人は、ドライマウスになりやすいので気をつけましょう。また、唾液は加齢やホルモンバランスの変化で減少するため、更年期以降の女性はドライマウスになりやすくなります。

キシリトール配合のガムを噛む、よく噛んで食べる、おしゃべりをして筋肉を動かすなど、唾液を増やす習慣をつけましょう。

③舌の汚れをとる

舌が白っぽくなっていること、ありますよね。これは「舌苔」と呼ばれる舌の汚れ。正体は細菌などのかたまりです。気づいたら舌ブラシを使って、軽く撫でるようにして汚れをとりましょう。舌ブラシはドラッグストアなどで買うことができます。

ドライマウスの人は舌苔がつきやすくなるので、舌苔予防にもドライマウス対策が効果的です。

私は以前、虫歯治療の被せ物のあたりからにおいを感じる時期がありました。どんなに歯を磨いてもなんとなくにおうような気がして、気になっていたのです。きっと被せ物のすき間からたくさん細菌が入り込んでいたのだと思います。矯正にあたってその歯を抜歯したので、いまは自分の口臭を感じることはほぼありません。

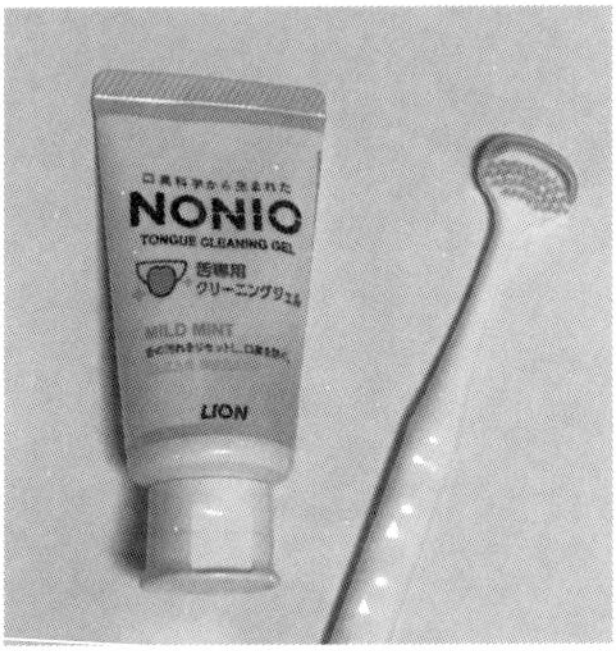

長年適当に選んだ舌ブラシを使っていたのですが、ゴシゴシしても舌の汚れがあまり落ちていない気がしていました。そこで最近ドラッグストアで見かける「NONIO（ノニオ）」シリーズ（ライオン）の舌クリーナーと舌専用クリーニングジェルを使ってみたら……。軽い力で汚れがすっきり落ちて感動の使い心地でした。舌が白っぽくなっている人にはおすすめです。

口臭セルフチェック

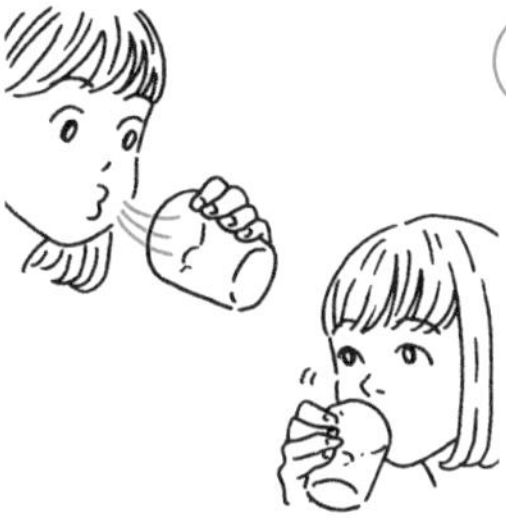

1 コップのにおいをかぐ

コップに息を吐いて蓋をし、深呼吸をしたあとにコップの中の息のにおいをかぐ。
➡においがあったら、口臭の可能性あり。

2 舌を見る、舌のにおいをかぐ

自分の舌を鏡で見て、舌苔（白っぽい苔のようなもの）がついていないかチェックする。➡白っぽくなっていたら、口臭の可能性あり。
舌苔のあった人は、コットンやティッシュなどで舌苔を拭き取り、においをかぐ。➡においが強いと感じたら、口臭の可能性あり。

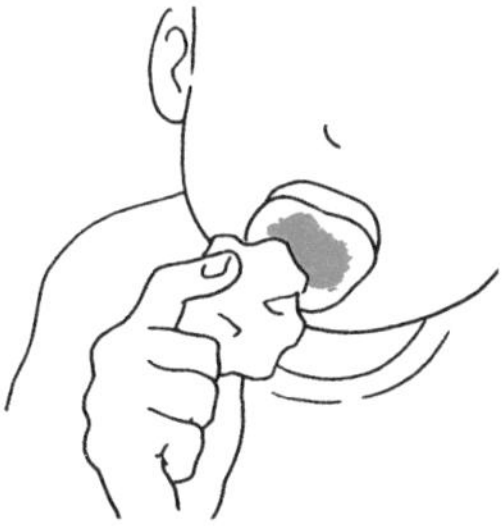

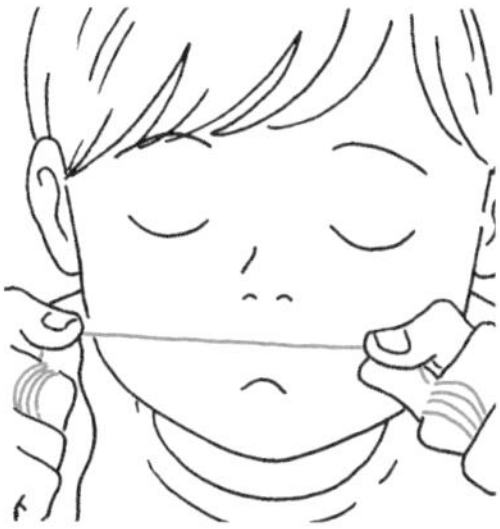

3 デンタルフロスのにおいをかぐ

デンタルフロスを歯と歯のあいだに通したあと、フロスのにおいをかぐ。
➡フロスが臭いと感じたら、口臭の可能性あり。

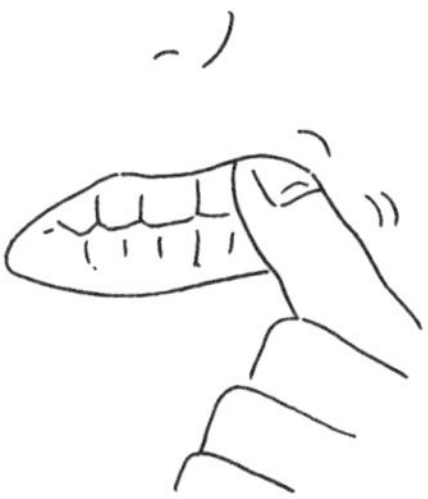

4 唾液のにおいをかぐ

自分の唾液のにおいをかぐ。
➡唾液が臭いと感じたら、口臭の可能性あり。

ライオン生活情報サイト「Lidea」より作成

歯の履歴書をつくってみる

まわりの人と歯の話をしたときに感じるのは、「自分の歯のことを知らない」人が驚くほど多いこと。

そもそも自分の歯が何本あるのかわからない。どの歯に虫歯の治療痕（被せ物や詰め物）があって、差し歯があって、いまの自分の歯はどんな状態で……ということもわからない。以前セラミックの詰め物を入れた記憶があるけれど、見た目が自然なのでどこだったかよくわからない……。鏡を見れば目の前にあるはずなのに、私たちは驚くほど自分の歯のことを知りません。

引っ越しなどで複数のクリニックに通うことも多いので、よけいにわかりづらくなるのです。私自身、これまで通ったクリニックの数は片手では足りません。

また、自分のことはある程度わかっていても、配偶者の口の中はどうなっているか、親に何本歯が残っているかなどは、知らない人がとても多いのです。

口の中なんてわざわざ人に見せるものでもないし、歯並びが悪かったり銀歯があったりすると、見られたくないという気持ちもあります。それだけ、口の中はプライベートゾーンなのです。

私もそうでした。歯並びは悪いし、口を開ければ銀歯がギラギラしていて、とても人に見せられるものではありませんでした。コンプレックスから臭いものには蓋をして、自分の歯を見て見ぬ振りをしていたのです。

でも、自分の歯と向き合い、ケアしていく上で、口の中の状態をある程度知っておくことがとても大切です。

そこで、自分なりの歯の履歴書をつくってみることをおすすめします。

164ページの歯の図をコピーして、自分の状態を書き込んでみましょう。

親知らず、詰め物や被せ物の状態、差し歯、神経を抜いた歯など

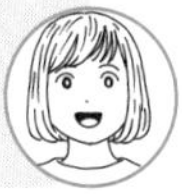

みんな歯で悩んでいる

矯正を始めてから、人と歯の話をすることが増えました。すると、歯に悩みやコンプレックスを抱えている人の多いこと。それだけ歯の悩みってオープンにしにくいんだなあとつくづく実感しました。ここ数年は私がオーラルケアに凝りすぎているので、夫とは歯の話をすることが増えました。昔取材したドクターは「たまには夫婦で歯の磨き合いをしましょう」とおっしゃっていましたが、さすがにそれは……（笑）。

を記入します。思い出せる範囲で治療した日付も書き入れておきます。

抜歯した歯や欠損している歯があれば、それもわかるようにしておきます。

さらに、131ページの方法で磨き残しの多い場所がわかったら、それもチェックしておくとよいでしょう。

歯科検診で歯周ポケットが深くなっている歯がわかったら、そういった情報も書き込んでおきます。「右上の奥歯の内側に磨き残しが多い」といったブラッシング指導の情報も記入しましょう。治療を受けた場合などは更新していきます。

歯の履歴書をつくって眺めてみるとケアのポイントが見えてきて、歯ブラシや歯磨き粉選びのヒントにもなります。また「左の犬歯に知覚過敏がある」といった歯についての悩みも明確に見えてくるので、歯科相談もしやすくなります。

できれば家族のものもつくって、共有しておくとよいでしょう。

書き込み例（山崎の場合）

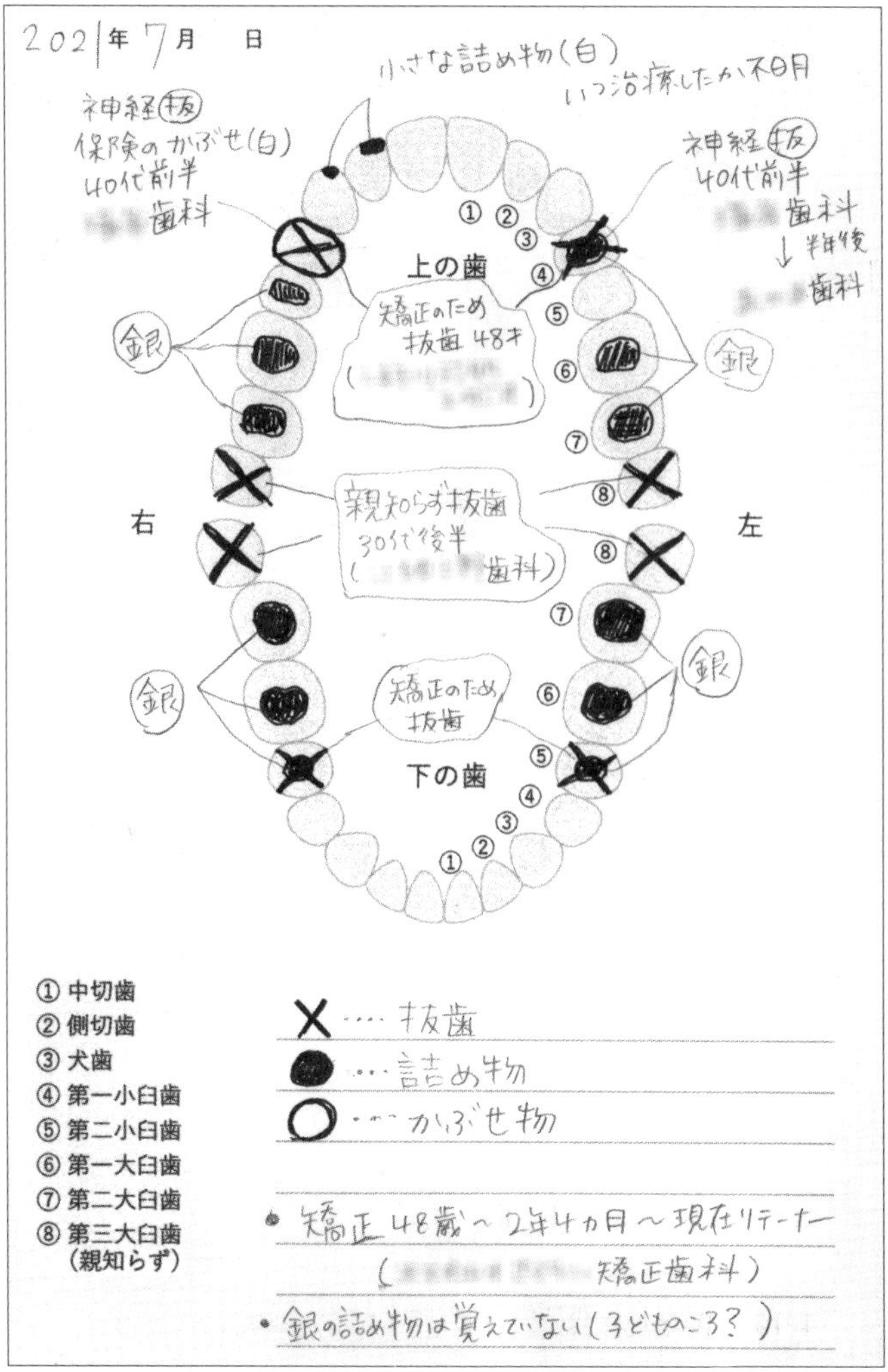
2021年7月　日
小さな詰め物（白）
いつ治療したか不明
神経抜
保険のかぶせ（白）
40代前半
歯科
神経抜
40代前半
歯科
↓ 半年後
歯科
上の歯
矯正のため
抜歯 48才
銀
銀
①
②
③
④
⑤
⑥
⑦
⑧
右
左
親知らず抜歯
30代後半
歯科
⑧
⑦
⑥
⑤
④
③
②
①
銀
銀
矯正のため
抜歯
下の歯
① 中切歯
② 側切歯
③ 犬歯
④ 第一小臼歯
⑤ 第二小臼歯
⑥ 第一大臼歯
⑦ 第二大臼歯
⑧ 第三大臼歯
（親知らず）
×…抜歯
●…詰め物
○…かぶせ物
・矯正 48歳～2年4カ月～現在リテーナー
（ 矯正歯科）
・銀の詰め物は覚えていない（子どものころ？）

書き込んでみましょう

年　　月　　日

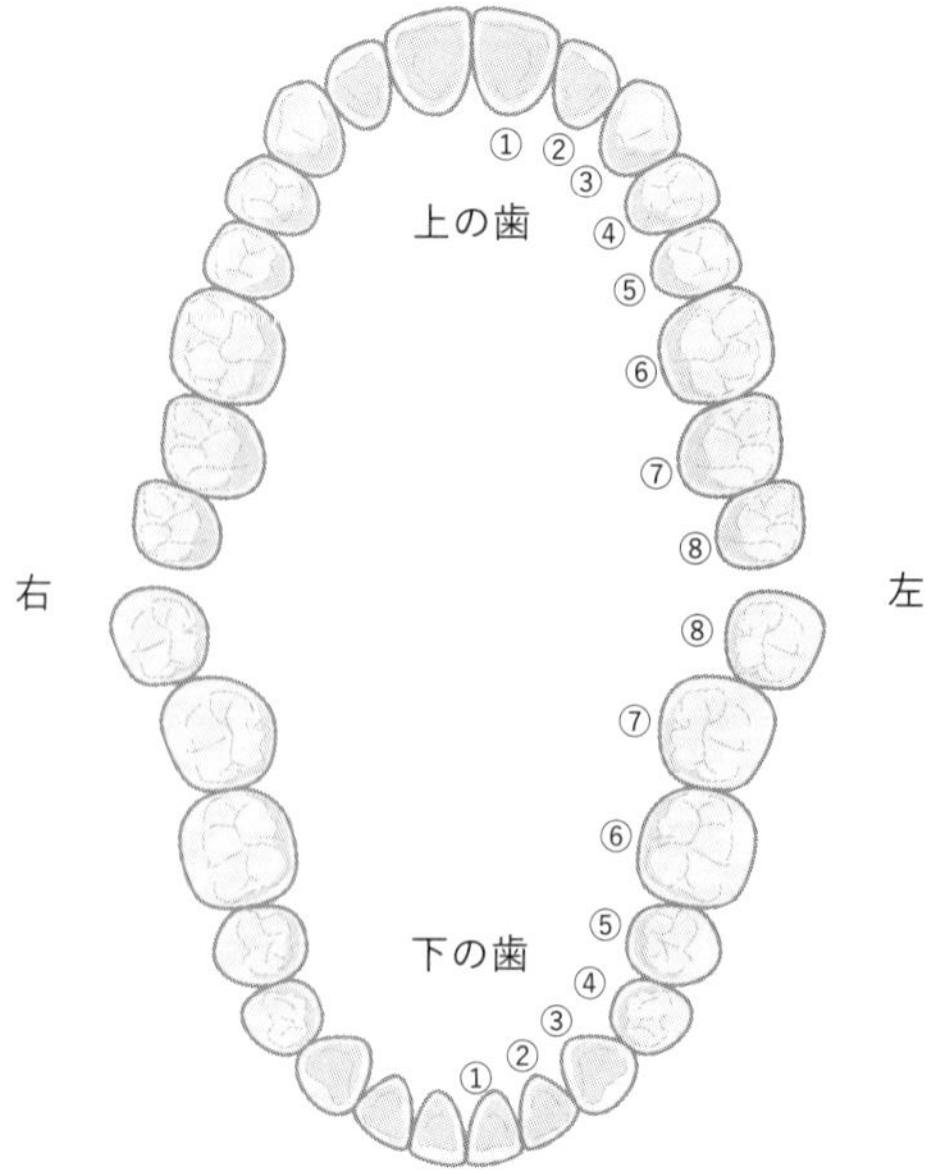

① 中切歯
② 側切歯
③ 犬歯
④ 第一小臼歯
⑤ 第二小臼歯
⑥ 第一大臼歯
⑦ 第二大臼歯
⑧ 第三大臼歯
（親知らず）

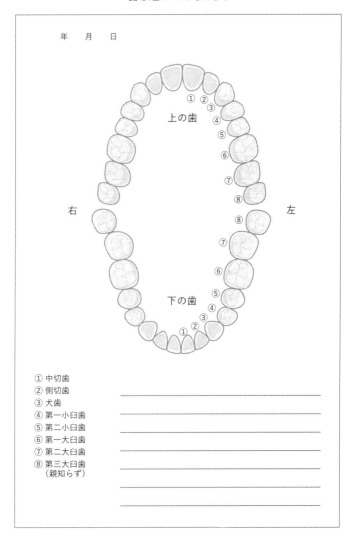

第3章

白い歯になりたい

顔の印象は「歯の色」で変わる

若い人の歯を見ると、何もしなくても白くてきれいです。

歯ぐきも健康的なピンク色で、多少歯並びが悪かろうが、清潔感があります。

でも年齢を重ねていくうちに、白かった歯は黄みを帯び始めます。悲しいかな30代半ばあたりから、私の歯の色もくすみ始め、黄ばみが強くなってきたように思います。まわりの同年代も同様です。

歯並びもそうですが、**歯の色は顔の印象をガラリと変えます。**

最近、40代の知人男性で歯並びがよくて歯が白い方をふたりほど発見したのですが、頭髪が多少寂しかろうが、お腹が出ていようが、得もいわれぬ清潔感があって、思わず見とれてしまいました。歯の色は清潔感や若さの象徴なのだと、つくづく感じたのです。

特に男性は原則メイクをしないので、白い歯は強力な武器になります。歯がきれいな男性はいくつになってもモテる。これは間違いありません。

女性はスキンケアやメイクにお金も手間もかけますが、歯が残念だともったいない。歯は、顔の一部です。口元からのぞく歯が白いだけで、多少のシワやシミなんて吹き飛んでしまいます。

年をとると歯が黄ばむのはなぜ？

なぜ、年をとると歯がくすみ、黄ばんでくるのでしょうか。

歯のいちばん内側には、神経組織や毛細血管が集まっている「歯《し》髄《ずい》」があります。その外側に歯をかたちづくる「象牙質」、さらにその外側に歯の表面を覆う「エナメル質」と、歯は3つの層からなっています。

外側のつるつるしたエナメル質は半透明の白色ですが、内側にある象牙質は黄みを帯びた白色です。

加齢によって、内側の象牙質の色素が沈着して、茶色っぽくなってきます。さらに外側のエナメル質がすり減って薄くなることもあ

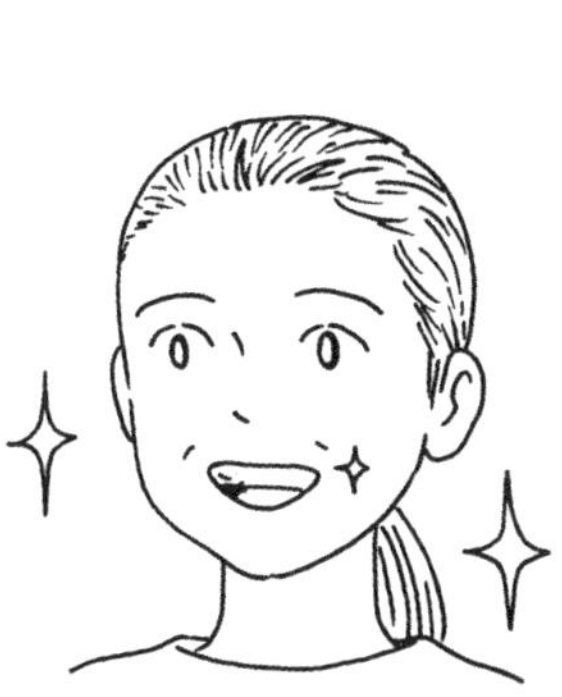

ノーメイクで50代でも
歯が白いと顔全体にツヤ
感が出るのが不思議。

るのです。そうなると内側の象牙質が透けて見えるため、歯が黄ばんで見えるわけです。

また、虫歯や外傷などによって歯の神経を抜いたり損傷したりすると、歯髄が着色して歯がだんだん黒ずんでいきます。


それにしても、加齢によって歯の色まで変わってしまうなんて、なんともショックな話。そう考えると、白い歯が若く見えるというのは、シワがないから若く見えるのと同様に、当然のことです。老けて見えるのは歯の色のせいもあるのでしょう。

自然に黄ばんでいくのはわかったけれど、やっぱり歯は白いほうがいい。

芸能人のように真っ白でなくても、清潔感を醸し出せるくらいにはなりたい。私も年齢に抗い、少しでも白い歯キープを目指すことにしました。

■ **なぜ黄ばんで見える?**

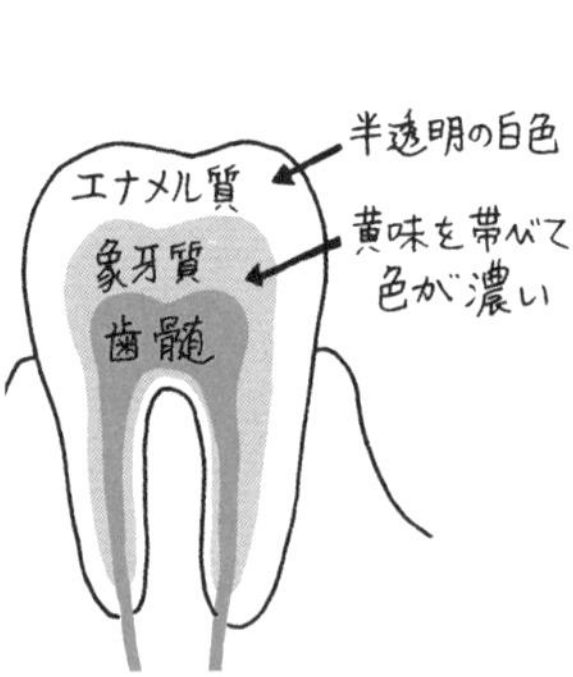

加齢などによって象牙質の色が濃くなることで、歯が黄ばんで見える。また、歯髄にダメージが加わると、歯髄や象牙質に黒ずみが生じて歯が黒っぽく見えることもある。

白い歯を保つ生活習慣

歯が変色していく理由は、加齢以外にも食べ物や飲み物による着色（ステイン）があります。お茶を飲んだあとのカップを放っておけば茶渋がつくように、歯も飲食物によって着色するのです。

歯に着色しやすい成分は、紅茶や緑茶に含まれるタンニン、赤ワインやチョコレートに含まれるポリフェノール、コーヒーに含まれるクロロゲン酸（ポリフェノール）、カレーのターメリック（ウコン）など。そのほか色素の強い食品や調味料なども着色の原因になります。食べ物による着色以外にも、エナメル質についた細かなキズに汚れがついて色が濃く見えることもあるそうです。

ふだんの生活で歯の着色を防ぐには、着色しやすいものを避けたり、食べたらすぐ歯磨きをしたりするしかありません。飲み物は水がベストでしょう。

着色しやすい食べ物・飲み物例
（着色しやすい成分が含まれるもの・色の濃いもの）

コーヒー、紅茶、緑茶、チョコレート、ココア、赤ワイン、カレー、ブルーベリー、醤油、ソース、トマトソースでも、やっぱりコーヒーや紅茶を自由に飲みたい、ですよね。

私がいちばん好きな飲み物はコーヒーです。1日に3、4杯は飲みます。ブラックコーヒーなら糖質はないので虫歯の心配はありませんが、だらだら飲むこともしょっちゅうなので、歯に着色しやすいのです。

飲んだら磨けばいいのはわかっていますが、飲食のたびに歯を磨くのは現実的ではありません。できるだけ歯に触れないようにストローで飲むという手もありますが、ホットは無理ですし、環境にもよくありませんよね。

最近私がやっているのは、白湯を保温ボトルに入れて持ち歩いたり、デスクの脇においたりしておくこと。コーヒーやチョコレートのあとに白湯を口に含んで、洗い流すようにしています。水でもいいのですが、温かいほうが落ちがいいだろうという悪あがきです。これは虫歯予防にも有効だと思うので、続けています。

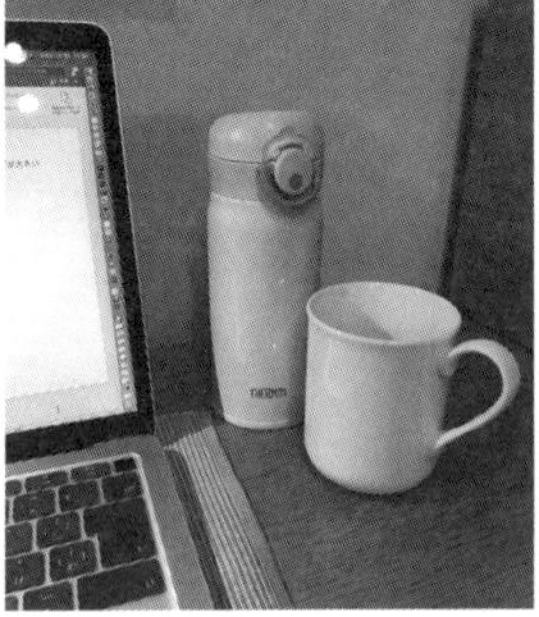

仕事中のコーヒーだけはどうしてもがまんできません。少しでも着色を防ぐために、ボトルに白湯を入れてコーヒーのあと口をゆすぐように飲むという悪あがきを……。

ホワイトニング用の歯磨き粉を効果的に使う

着色汚れには、ホワイトニング効果のある歯磨き粉も効果があります。

私は「ルシェロ 歯磨きペースト ホワイト」「ブリリアント モア」などを使っていますが、磨いたあとは明らかにふだんよりも白くなっている……ような気がします（コーヒーの着色があるので効果がわかりやすいのかもしれません）。

毎日ではなく、カレーを食べてしまった日やデートの前など、ピンポイントで使い分けるのもいいと思います。

着色がひどくなってきたら、歯科クリニックでクリーニングしてもらうと、だいぶきれいになります。きれいにしてもらったクリーニング直後にコーヒーを飲むと、いつも罪悪感を覚えるほどです。

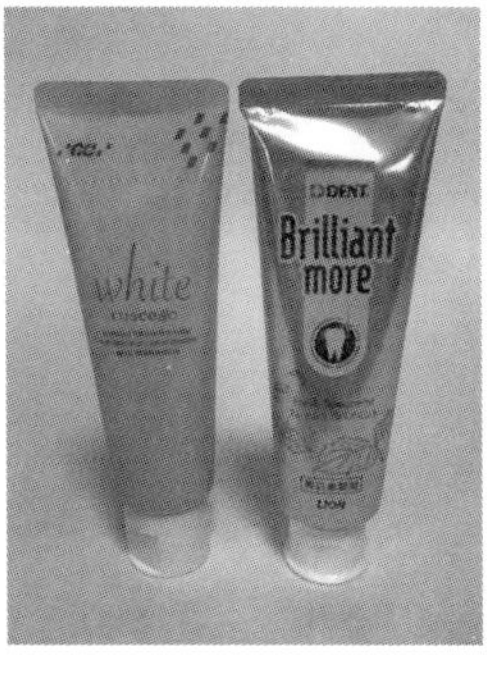

おすすめホワイトニング歯磨き粉2選。
左：「ルシェロ 歯磨きペースト ホワイト」（ジーシー）。
右：「ブリリアント モア」（ライオン歯科材）。

銀歯を白い歯に変えたい

過去の虫歯治療で、口を開けると奥歯に銀色がギラギラ……。気になりますよね。

近年は銀歯による金属アレルギーも問題になっているので、なんとかしたいと考えている人も多いと思います。

銀色の詰め物や被せ物は白いものに変えられますが、気になるのは、価格と素材。

見た目のために白く変えたい場合は、原則、保険適用のない審美治療で、素材はセラミックになると思います。セラミックは陶器やガラスのような素材ですが、歯科用に研究されているので、強度や透明感のある自然な見た目です。

セラミックにもいろいろ種類があり、一般的にもっとも高価なのがジルコニア。これは非常に強度が高い素材です。次いでオールセ

自由診療でも医療費控除に

「医療費控除」は1年間にかかった医療費が世帯で10万円を超えると、一部の金額が戻ってくる制度。もちろん、歯科治療も医療費控除の対象です。自由診療のセラミックも虫歯などの治療目的であれば医療費控除の対象になるので、超えた場合はぜひ確定申告を。ちなみに歯列矯正も美容目的ではなく噛み合わせ治療が目的であれば医療費控除の対象となります。私も噛み合わせが悪かったので医療費控除の対象になりました。

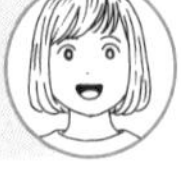

ラミックやe-max、ハイブリッドセラミック（セラミックとプラスチックを混ぜ合わせた素材）などがあります。

より審美性を求めるならオールセラミックやe-max。ハイブリッドセラミックは審美性が多少劣ります。ちなみに、生体親和性などの「質」だけを考えれば、素材はゴールドがもっともよいそうです。

全額自費になるため、金額の目安は詰め物で3万～8万円、被せ物なら5万～15万円ほどにもなります。いちばん安価なハイブリッドセラミックの詰め物でも3万円～ですから、銀歯がいくつもあったら……、相当な金額ですね。

価格を優先するなら、素材はかぎられますが保険適用で白い詰め物や被せ物を選ぶことも可能。詰め物はコンポジットレジン（プラスチック）、被せ物は条件が合えばハイブリッドレジンのCAD／CAM冠（歯型のデータを入力し機械で削り出す）で治療できます。保険適用で数百～数千円ですから、費用差は歴然。ただし金属アレルギーの診断を受けているか、虫歯などの治療目的でないと保険適用には

主な白い補綴物と料金傾向

高 ↑ 価格 ↓ 低

ジルコニアセラミック

オールセラミック

e-max（強度と審美性を向上させた特殊なセラミック）

ハイブリッドレジン

- - - - - - - - - -

CAD/CAM 冠（ハイブリッドセラミック）（部位によって保険適用）

コンポレットレジン（プラスチック）（保険適用）

なりません。

見た目の美しさや耐久性などを考えれば、やはり自由診療のセラミックをすすめたいというドクターが多いと思います。技工そのもののクオリティが高い、歯垢がつきにくく虫歯や歯周病になりにくいなどのメリットもあるからです。

歯を白くしたいという同じ目的であっても、ドクターの考えによって扱う素材や治療方針が違います。また、奥歯には強度が必要だったり、歯の状態によって合う素材、合わない素材があったりするため「これがいい」といっても受け付けてもらえないことも。まずは費用も含めて相談してみましょう。

私も昭和世代ゆえ、奥歯には銀歯がたくさん。お金をためてセラミックに変えていきたいなあと思っています。素材はe－maxか、費用はかかりますが被せ物なら土台はジルコニアで外側をセラミックで覆うタイプがあこがれです。歯に宝石を埋め込むくらいの覚悟ですが……。

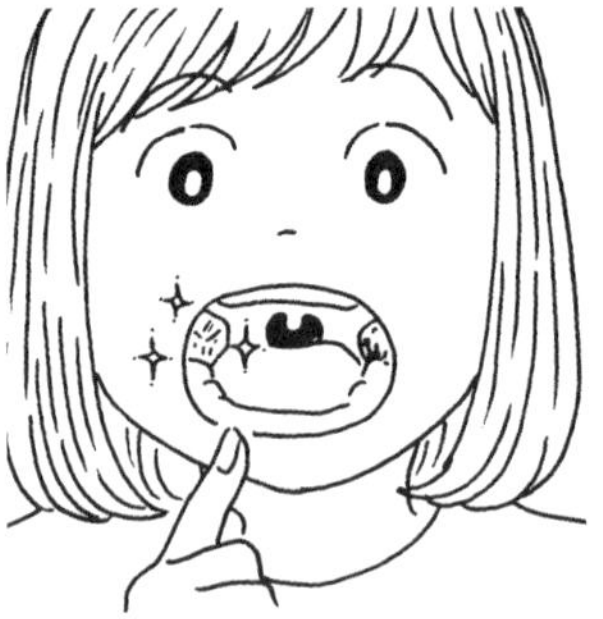

夢はジルコニア＆セラミック!
口の中に宝石を埋めるほど
のぜいたく!!

歯ぐきの黒ずみの正体は？

差し歯や被せ物のところの歯ぐきがなんとなく黒ずんでいること、ありますよね。

これはブラックマージン（またはメタルタトゥー）といって、差し歯の土台や被せ物などに使われている金属が溶け出して、歯ぐきが黒っぽく染まる現象です。

最近は減りましたが、自由診療のセラミックでもメタルボンドといって金属が土台や内側に使われることがあるので、ブラックマージンが起こるリスクがあります。

私も以前、第一小臼歯に保険の差し歯（レジン製で土台が金属）を入れたとき、実際に歯ぐきが黒ずみました。矯正にあたって抜歯したので、黒ずみは多少解消していますが、完全には戻っていません。

芸能人の歯の白さの正体

そういえば、芸能人には不自然なほど真っ白な歯をしている人がいますよね。

どうやったらあんなにきれいな歯になるんだろう、美男美女は歯の質まで違うのだろうか……と、以前は私も思っていました。

あれはおそらくラミネートベニアやセラミック矯正という審美治療です。ラミネートベニアは歯の表面を削り、付け爪のように薄い板状のセラミックを貼り付ける審美治療です。すきっ歯などの審美治療にも使われます。

セラミック矯正は詰め物や被せ物の素材と呼称が同じなのでまぎらわしいのですが、目立つ前歯などで元の歯を細く削り、きれいなセラミック製の差し歯を被せる審美治療です。

これらは一般的なワイヤー矯正よりも手っ取り早く、歯並びも歯

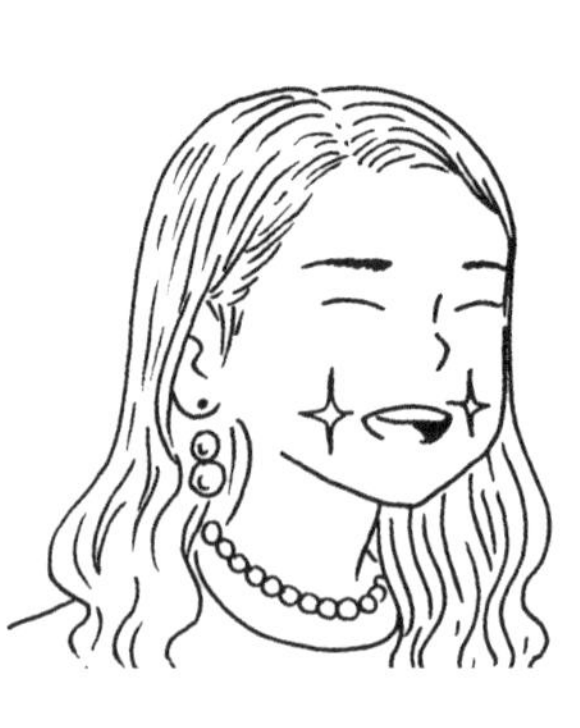

テレビを見ていて不自然な白さと歯並びの芸能人は、たいていセラミック矯正だと思う……。本来の矯正をした人は歯の形や色が自然なので。

の色もつくりもののようなきれいさになります。しかし健康な歯を削るものなので、天然歯の寿命が縮み、すき間に細菌がたまりやすいなどのリスクがあります。おすすめしない、というより反対派のドクターも多いです。実際にこれまで複数のドクターに取材して話を聞いた結果、みなさん反対していました。私個人の意見としても、歯の10年後、20年後を考えたらやめたほうがいいと思います。

本来の歯よりも白くするホワイトニング

「芸能人やモデルじゃないのだから、不自然なほどきれいな歯にする必要はないけど、健康な歯をキープしながらそこそこ白い歯にしたい」という人が多いのではないでしょうか。

ドラッグストアに行くと、名前に「ホワイトニング」と入った歯磨き粉が売られていますよね。でも、あまり白くならない……。

それもそのはずです。ホワイトニング効果のある歯磨き粉や歯科のクリーニングで落とせるのは、着色汚れまで。本来の歯の色以上に白くすることはできません。

本来の自分の歯よりも白くしたい場合は、歯科クリニックでホワイトニングの施術を受けるという選択肢があります。ホワイトニングは、ホワイトニング剤の過酸化水素や過酸化尿素を歯に浸透させ、色素を分解するしくみです。コーティングしたり補綴物を貼り付けたりするわけではないので、歯の内側から自然な白さになります。

人によっては知覚過敏のように歯がしみることもありますが、歯がもろくなったり弱くなったりするわけではありません。使用法、用量を守れば安全です。ただし3カ月から半年くらいで元の色に戻ってしまうので、白さをキープするには定期的な施術が必要です。

通販サイトなどで海外製のホワイトニングキットなどが売られていることがありますが、安全性が保証されているわけではなく、強い薬剤が使われていることが多いので、使用は自己責任になってしまいます。ホワイトニングはかならず、歯科の診断とアドバイスにしたがっておこないましょう。

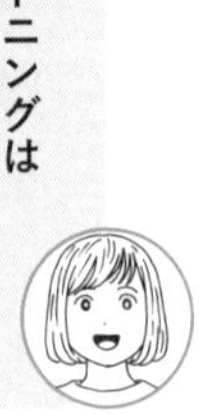

ホワイトニングは用法を守って

ホワイトニング剤はメーカーによって薬剤の濃度が違い、用法も変わります。かならずドクターの指示や使用上の注意を守りましょう。

182ページで登場するJさんがドクターから処方されたホームホワイトニングのホワイトニング剤は、「ティオン ホーム プラチナ」というもの。ホワイトニング剤は未開封の要冷蔵保管で使用期限は2年だそう。残った薬剤は自分のペースで使えるので、いいなあと思いました。

オフィスかホームか。ホワイトニングのあれこれ

歯科のホワイトニングは、オフィスホワイトニングと、ホームホワイトニングに分けられます。

かんたんにいうと、オフィスホワイトニングは「**歯科クリニックでやってもらう**」、**ホームホワイトニングは**「（歯科の診断を受けてから）**自宅で自分でおこなう**」という違いがあります。歯を白くするしくみは同じですが、方法や薬剤、効果に違いがあるのです。

● オフィスホワイトニング……歯科クリニックでおこなう

歯ぐきとの境目に保護剤を塗って、青色LEDを照射して乾かす。歯の表面にホワイトニング剤を塗布し、薬剤を作用させてから拭き取って仕上げる。

▼ 所要時間は1時間程度で、3回程度通院する。

▼自分でおこなうのが不安な人、面倒な人に向いている。

● ホームホワイトニング……自宅でおこなう

歯科クリニックで歯型をとってマウスピースをつくってもらう。自宅でホワイトニング剤をマウスピースにつけて歯に装着する。

▼1日1～2時間の装着を2週間程度続ける。

▼自宅でできるので、歯科クリニックに通いにくい人に向いている。

ホームホワイトニングで使う薬剤には過酸化尿素が、オフィスホワイトニングで使う薬剤には過酸化水素が含まれています。オフィスは高濃度の薬剤を使うので、短期間で白くする効果がありますが、色持ちが悪いというデメリットがあります。

ホームは薬剤の濃度が低いので、何度も繰り返し薬剤を塗布する必要がありますが、白さはオフィスよりも長持ちします。薬剤の期限内なら時間をおいて再度塗布することもできるそうです。

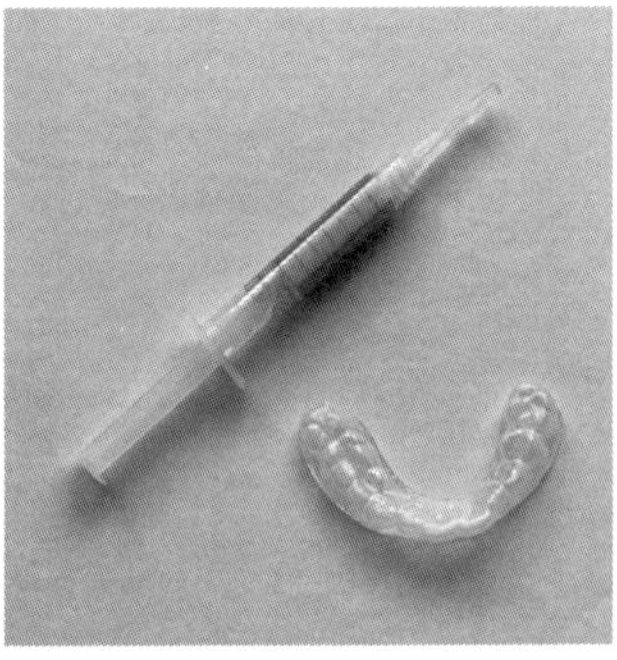

ホームホワイトニング用のマウスピースと薬品が入ったチューブ。白くしたい歯の部分に薬品を塗って装着して使う。

どちらも知覚過敏のような症状が出ることがありますが、薬剤濃度の強いオフィスのほうが感じやすいようです。それから、詰め物や被せ物などの色は変わらないので、注意が必要です。

ホワイトニングには保険が利かないので、全額自費になります。オフィスホワイトニングは3万~5万円、ホームホワイトニングが3万円程度（どちらも回数による）。費用面でいえば、ホームホワイトニングのほうが経済的です。継続しておこなう場合、ホームなら薬剤のみの購入ですみます。

また、オフィスとホームを並行しておこなう「デュアルホワイトニング」という方法もあります。費用と手間は増えますが、白さや保ちもアップします。

白い歯、どっちを先にする？

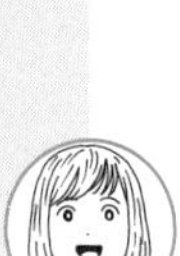

私もそうなのですが、「ホワイトニングもしたいし、歯の詰め物（被せ物）も白く変えたい！」という人は多いと思います。しかし、人工的な補綴物にはホワイトニング剤が効きません。補綴をするときは元の歯の色に合わせるため、先に歯の詰め物などを白いものに変えてからホワイトニングをすると、色の差が出てしまう場合があるそうです。先にホワイトニングで理想の色にしておくか、あらかじめ白めの詰め物を入れてもらうなど、ドクターに相談してみましょう。

「気になる黄色っぽい歯をなんとかしたい！」ホワイトニング実践レポート

●J・Hさん（44歳）

DATA

施術の種類	ホームホワイトニング
期間	2週間
費用	約3万3000円（初回の診察料込み）

なぜか左側の犬歯と前歯だけが黄色っぽく、まわりの歯との色の差がずっと気になっていました。ホワイトニングと書かれた歯磨き粉を使ってみても、全然効果がなかったんです。

かかりつけの歯医者さんに聞いてみたところ、左の前歯は過去に強くぶつけるなどして神経が切れ、知らないうちにミイラ状態になって、色が濃くなっている可能性が高いとのこと。ステイン汚れはほぼなし、という診断でした。そこで、自宅でできる「ホームホワイトニング」をやってみることにしました。

まずはクリーニングと型（マウスピース）取りをしました。ホワイトニングをするのは上の歯2本だけだったので、マウスピースはひとつだけつくればOKでした。

しかし、先生に渡された注意書きを見てびっくり。ホワイトニングをする2週間、コーヒー、日本茶、紅茶、カレーやみそ汁、醤油味、トマト味のものまで食べてはいけないとのこと!!

次の週には型ができあがってきて、注射器型のホワイトニング剤といっしょに渡されました。

自宅で型の中にホワイトニング剤を流し込みます。白くしたい箇所のみ薬剤を塗り、それを歯にはめて2時間。これを2週間続けます。歯ぐきがひりひりしたら使用をやめるように言われました。

言われた通りに2週間やってみました。特にひりつく感じもなく、結果、歯の色は明らかに白くなったと思います。例の犬歯も前歯の色も、目立たなくなりました。

ただ、この期間はカレーはもちろん、コーヒーやお茶も飲めない……これは正直、つらかったです。

ちなみに、ホワイトニング剤は2本もらって、1本目の途中で2週間が終わりました。残りは冷蔵庫で保管していますが、徐々に色が戻るだろうと言われているので、近いうちに二度目をやってみようと思います。

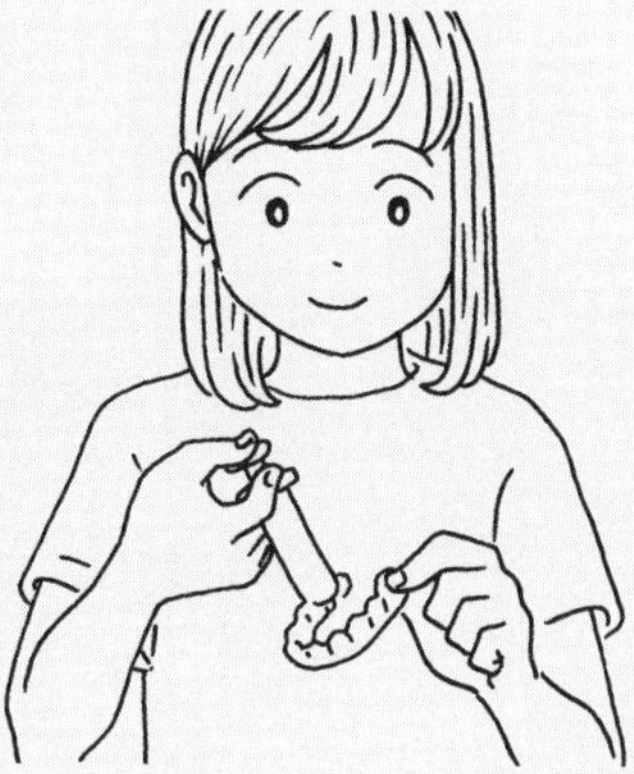

第4章

老後の準備

死ぬまでおいしく食べたい

年齢の「齢」は、歯に令と書きます。

なぜ、齢（よわい）という漢字に歯が入っているのでしょうか。

昔は歯の寿命＝人間の寿命だったからといわれています。

つまり、歯の状態を見れば年齢がわかるということ。成長とともに生えそろい、老いとともにすり減り、抜け落ちていくもの。それが歯だったのです。

もちろん、歯を失っても入れ歯などで補うことは可能です。

でも、できることなら一生、自分の健康な歯で食べたい。

人一倍食いしん坊な私は、そう強く思うようになったのです。

考えてみれば、おいしいものを食べたり、おしゃべりをして人とコミュニケーションをとったり、歌ったり、笑ったりと、人生の楽しいことの大部分は、口を使っています。

口腔環境を整えることは、これから人生の後半戦を生きていくにあたってとても大切なことです。

これまでお伝えしてきたこと——歯並びを直して噛み合わせをよくすること、日々のケアを徹底すること——はすべて、老後の口腔環境をよくするための準備でもあるのです。

この章では、もう少しだけ「老後の歯」について考えてみます。

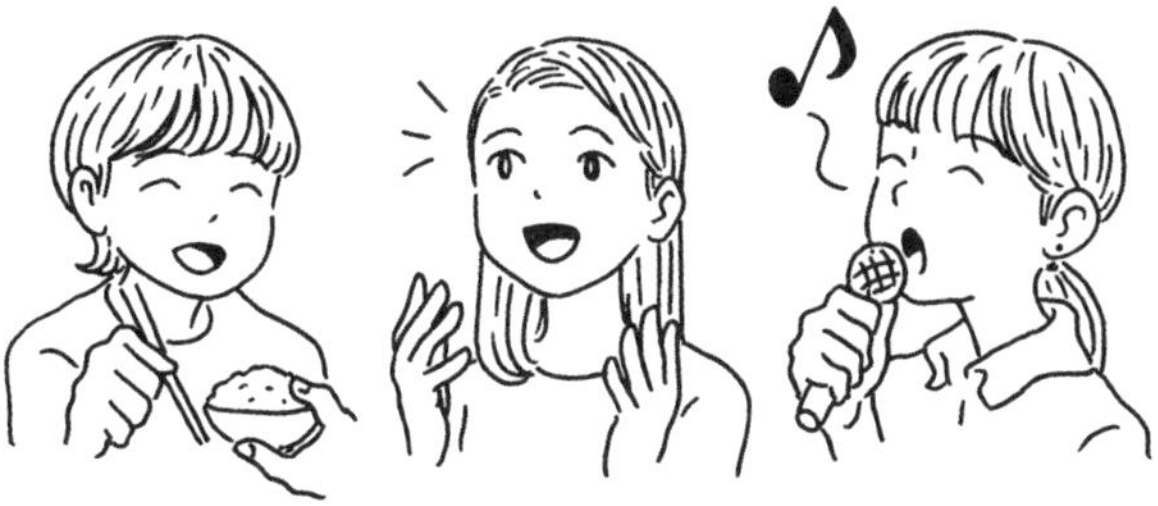

食べる、しゃべる、歌う……
人生の楽しいことはすべて口から始まる。

「歯」を失ったとき

「8020運動」という言葉を聞いたことがあると思います。

これは「80歳までに20本の歯を残そう」という運動です。

でも、実際に達成している人は50％ほどしかいません。80歳前後になると、平均10本以上の歯を失っています。

予防歯科の高まりもあって、8020運動の達成者は今後増えていくでしょう。でも、若いころのような健康な歯を保つことは年々むずかしくなります。悲しいかな、年をとれば歯ぐきや歯そのものが衰え、唾液も減り、歯磨きも器用にできなくなっていくのです。

失った歯を補う3つの選択肢

将来、歯を失ったらどうすればいいのでしょう。

抜けた歯をそのままにしておくのは、見た目でも健康面でもあま

歯の平均本数は？

自分の歯の平均本数は、35〜44歳で28・2本、45〜54歳で27・0本、55〜64歳で24・5本、65〜74歳で20・8本、75歳以上で15・7本。75歳以上になると、半数近くが抜けてしまうのです（厚生労働省「平成28年歯科疾患実態調査」）。

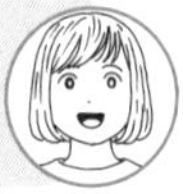

りよろしくありません。

歯の欠損があると体のバランスが悪くなり、高齢者の場合は転倒リスクなどが上がります。

また、噛み合う歯が伸びてしまったり、全体の噛み合わせが崩れてしまったり、うまく噛めないことで胃腸に負担がかかったりします。

失った歯を補うには、次の3つの選択肢があります。

①ブリッジ（両隣の歯を削り、橋をかけるように連結した義歯を装着する）
②インプラント（人工歯根を埋め込み、義歯を装着する）
③入れ歯（取り外し可能な義歯を装着する）

一生これらと無縁でいられる人は少なく、それぞれメリット・デメリットがあります。

「ブリッジ」は保険適用が可能で手軽な方法ですが、両側の健康な歯を削る、義歯の下の部分に歯垢がたまりやすくなるといったデメ

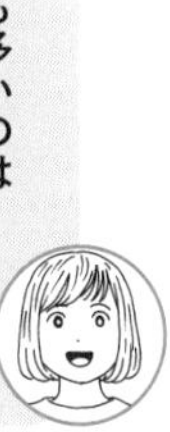

もっとも多いのはブリッジ派

歯を失ったときの補綴で、もっとも多いのはブリッジ。60代後半くらいから入れ歯の割合が増えてきて、85歳以降では部分入れ歯、総入れ歯ともにブリッジよりも多くなります。インプラントにする人はまだまだ少なく、どの年齢層でも5%未満（厚生労働省「平成28年歯科疾患実態調査」）。

リットがあります。

「インプラント」は見た目が自然で違和感もありませんが、保険適用がなく高価、インプラント周囲炎（歯周病のような症状）のリスクといったデメリットがあります。

「入れ歯」はやはりイメージ的に「お年寄り」という感じがしますし、保険適用のものは見栄えがいまひとつだし、残りの歯にも負担がかかります。


いつか歯を失う日がくる……だからこそ、いまから将来のイメージだけでも考えておく必要があります。

長生きするなら8020を達成したいものですが、私は年をとって歯を失ったら、自費でぴったり合う高級な入れ歯でもつくろうかといまから考えています。

そう考えると、歯って本当にお金がかかります。歯のための貯金なんて若いうちは想像もしなかったけれど、老後を楽しく生きるためにも、歯にお金と手間をかけたいと切に思うのです。

失った歯を補うには

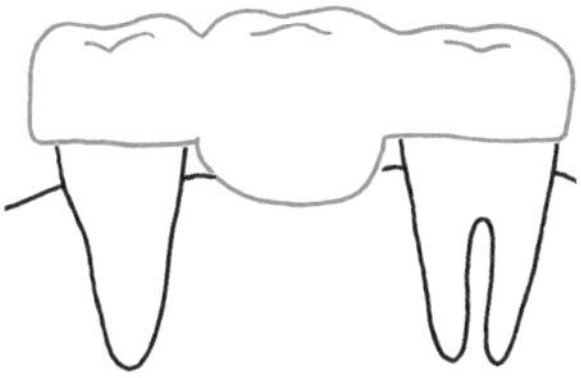

1

ブリッジ

両隣の歯を削り、義歯で橋をかけるように連結する。

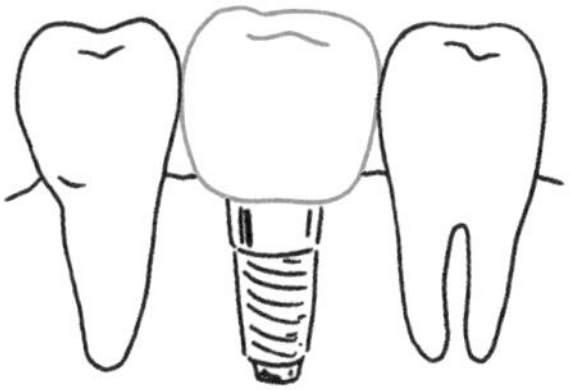

2

インプラント

人工歯根を埋め込み、人工歯と連結する。

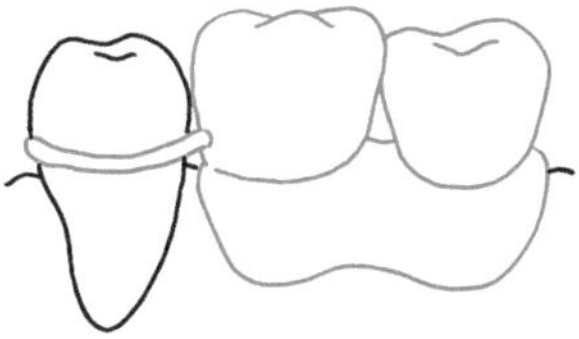

3

入れ歯

義歯とピンク色の床でできている。隣の歯にクラスプ（金属のフック）をかけて固定するが、近年はクラスプのないタイプも。

「歯の健康」が全身に影響する

「フレイル」という言葉を知っていますか？

フレイルとは日本老年医学会が提唱した概念で、「Frailty（虚弱）」を意味します。

年をとると、筋力の低下などの身体的要因、認知症やうつなどの精神・心理的要因、孤立などの社会的要因によって、「健康な状態」から「虚弱な状態（フレイル）」へと進み、やがて介護が必要な「身体機能障害の状態」へと移行します。

フレイルは健康な状態と介護が必要な状態のあいだにあり、フレイルの初期段階でバランスのよい食事や適度な運動を心がけ、治療や予防をおこなうことが、要介護状態への進行を踏みとどめるために大切だといわれています。

この「フレイル」という概念は、近年口の中の健康状態において

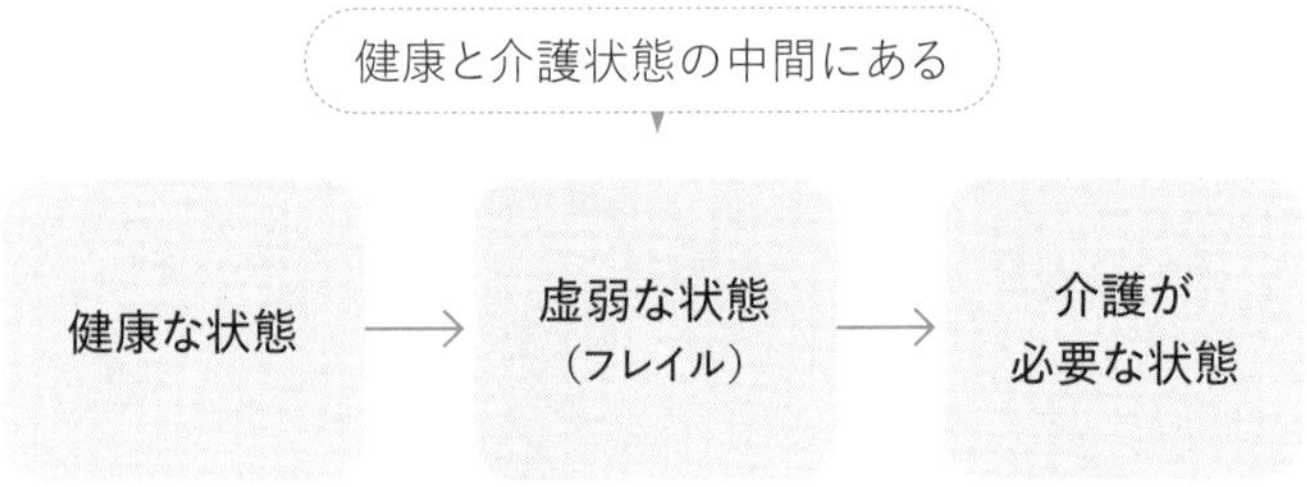

注目されています。年をとると、どうしても咀嚼（噛む）や嚥下（飲み込む）に支障が出てきます。結果、低栄養や活動力低下につながり、フレイルが加速する要因になります。

咀嚼や嚥下の問題は、主に口の機能が衰えることによって起こります。口の機能が段階的に低下していくことを「オーラルフレイル」といいます（医学的には「口腔機能低下症」）。「オーラルフレイル」の始まりは、滑舌の低下、食べこぼし、わずかなむせ、噛めないものが増える……といったささいな症状です。これを放っておくと、自分の力で噛めない、飲み込めないという障害につながるわけです。

「オーラルフレイル」を予防するためにも、健康な歯を維持することがとても大事。しっかり噛んで口の中を鍛え、上手に飲み込む力を維持すること。これが体全体の健康にもつながるのです。

私の高齢の両親も、少し前までは「硬いものが噛めない」と気にしていましたが、よい部分入れ歯を入れたいまでは、せんべいでも肉でももりもりと食べていますし、以前よりも健康そうです。噛む力は、生きる力。歯は本当に大事なのだとつくづく思うのです。

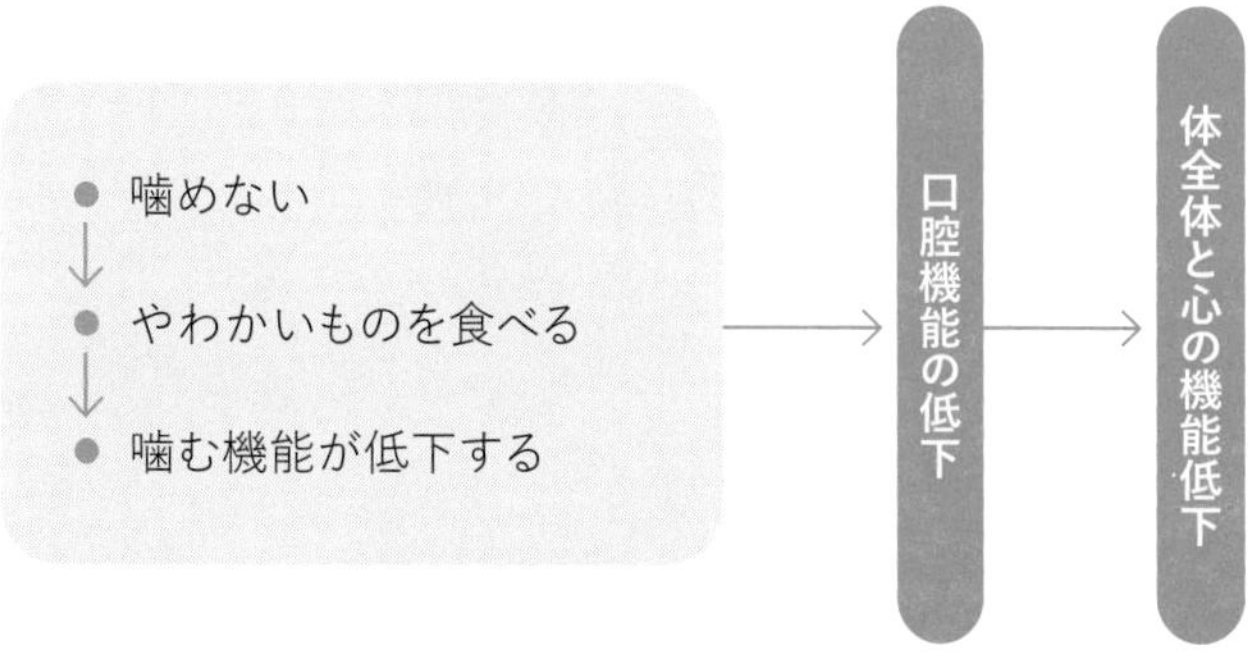

「歯の終活」を始めました

以前、高齢者の口腔リハビリテーション専門のドクターに取材したときに聞いたのは、「高齢者の歯は本当に恐ろしいことになっている」ということ。歯周病でボロボロの歯があることで、口の中は細菌だらけ。そんな悪い歯ならないほうがまし。歯が残っていることのほうがマイナスになる。悪い歯を抜いて入れ歯を入れたほうがいいケースがたくさんある、とおっしゃっていました。

私はこの話を聞いて怖くなりました。

実は、私の矯正への決意は、この取材がきっかけになったといっても過言ではありません。老後のために矯正をすすめられたわけではありませんが、「老後のために、いまできることをやっておかなければ！」という焦燥感に駆られたのです。

歯周病や虫歯でボロボロになった歯は、歯の残骸です。口腔内は

根っこだけの歯も1本!?

上記の取材のとき、高齢者の「根っこだけが残った真っ黒な歯」の画像を見せてもらいました。根っこだけが残って細菌の温床となっている歯も1本と数えられるため、ドクターは「こんなひどい状態で8020を達成しても意味がないんです」とおっしゃっていました。

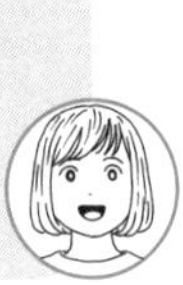

細菌だらけ。決していい状態とはいえません。むしろ歯があることで悪影響になってしまうのです。たとえ20本歯が残っていても、その歯が原因で病気になる可能性もあるということです。

歯周病を放っておけば、動脈硬化や糖尿病のリスクにもなります。いちばん問題なのは、口の中の菌が肺炎を引き起こすこと。菌が食べ物や唾液に混じり、それらが誤って肺に入ってしまうことで肺炎を起こしてしまうのです。この誤嚥性肺炎は日本人の死因の第6位＊4であり、年に4万人以上の命が失われています。

また、歯を失えば、うまく飲み込めない、むせや食べこぼしが増える、ドライマウスが進行する、滑舌が悪くなるといった口腔機能の低下にもつながり、全身の衰えに影響するのです。

これまでいい加減に扱ってきた自分の歯。何もしなければ、歯周病になって総入れ歯まっしぐらかも……。そんな不安に駆られたのです。

だから私は、歯の終活を始めようと思いました。

＊4　厚生労働省「人口動態統計」（2019年）

- 矯正で歯並びを整え、歯ブラシが届きやすい、磨きやすい歯にすること
- 悪い歯をできるかぎり治して、口の中で細菌が増えるリスクを抑えること

これが私なりの「歯の終活こと始め」です。

今後は自分の歯を温存するためにできるかぎりのケアを続けて、いつまでもきれいな歯で笑い、おいしいものをよく噛んで食べたいと思っています。

そしていざ、歯を失うことになったら……、前項でも書きましたが、私は入れ歯を考えています。

私が老後は入れ歯にしようと考える理由は、やはり手入れのしやすさ。歯そのものがなければ、歯周病も歯周炎も、歯垢が原因の口臭もなくなります。年をとったときに、できるだけ手入れがいらない方法がいいだろうと考えたのです。

インプラントやブリッジは細菌の温床になりやすく、若いうちは

山崎の歯の終活プラン

1. 矯正で歯並びを整えて磨きやすい歯に
2. 虫歯や歯周炎など、口内のトラブルをすべて治す
3. 日々のケアと定期検診で健康な状態をキープ

いいけれど、年をとったらきちんとケアできる自信がないのです。

もちろん、今後歯科医療が進化し、もっといい選択肢ができるかもしれません。想定より早く歯を失ったら、インプラントも考えるかもしれません。

いまから歯の20年後、30年後を想像するのは、気が早いようですが、長寿大国日本で生きていくからには、歯の老後を意識するのは大切なことだと思うのです。

かかりつけ医を持つ重要性

老後の歯問題を考えると、やはりかかりつけの歯科クリニックを持つことが大切です。

高齢になると、新しいことにチャレンジするのがおっくうになって、二の足を踏んでしまうもの。新しい病院を見つける気力もわいてこないかもしれません。だからこそ、若いうちからかかりつけ医を持っておくことが大切なのです。

私自身、もともと歯医者さんも病院も大の苦手で、多少のことが

あこがれのかかりつけ医

ひとり暮らしだったり、引っ越しが多かったりすると、かかりつけ医って持ちにくいですよね。若いうちは健康に不安もなく気になりませんでしたが、年を重ねると体の不調を気軽に相談できる人がいたらいいなと思います。

田舎に住む高齢の父親に聞くと、内科のかかりつけ医と仲よしで通院時はいつも楽しく世間話をして帰ってくるそう。そういう関係ってうらやましい！　私もいつか、そんなかかりつけ医を持つのが理想です。

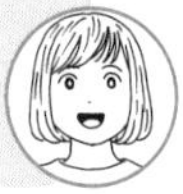

あってもなんとか医者にかからずにやりすごそうというタイプの人間だったので、いざ体調不良があっても、どこに相談していいやらわかりません。そんなとき、歯科や内科、婦人科など、いろいろな面でかかりつけ医がいたらなあと思います。

ポイントは、

- 近所（通いやすい場所）であること
- 信頼できること

困ったとき、不安を感じたときに気軽に相談できることは、心の支えになります。

長く通っていれば既往歴も把握してもらえるし、自分の性格なども把握してもらえるので、安心して診察を受けられます。

70代の美人は、歯がきれい

あるとき、カフェで60代か70代と思しきご婦人のふたり連れを見かけました。

どちらの方も顔立ちも服装もごく普通です。

でも、おひとりはとても品のある穏やかそうな雰囲気に見え、もうおひとりはなぜか品がなく、不平不満を抱えているように見えるのです。話し声までは聞こえなかったので、何が違うのだろうと失礼ながら観察してみました。

私感ではありますが、ふたりの違いは口元、歯にありました。

上品そうに見えるご婦人の口元には、自前かどうかはわかりませんが、きれいな歯が並んでいました。もう一方のご婦人は、ガチャガチャの歯で色も汚く、一見して差し歯とわかる歯が見えたのです。

同じような雰囲気のふたりなのに、口元の違いでずいぶん印象が変わるものだなあ、年をとったら造作の美醜よりも口元が大事なのだなあと、つくづく感じました。

年をとっても若々しくてきれいな人の条件は、３つあるといわれています。

それは、肌と髪、そして歯。姿勢がよければなおベターです。

年をとるほど、目が大きいとか、鼻筋が通っているといった、容貌的なものはあまり関係なくなってきます。60代、70代の美人は、清潔感や品のよさが前面に出てくるのです。

洋服やアクセサリーではごまかせない、自分自身。それを演出する大きなポイントが、歯なのです。

髪は美容院に行けばなんとかなるし、肌はメイクでごまかすこともできます。

でも、歯だけは付け焼き刃が効きません。付け焼き刃は効かないけれど、手間とお金をかければ確実に効果が出るのが歯なのです。

いまはまだ、歯の未来のことなど考えていない人がほとんどかも

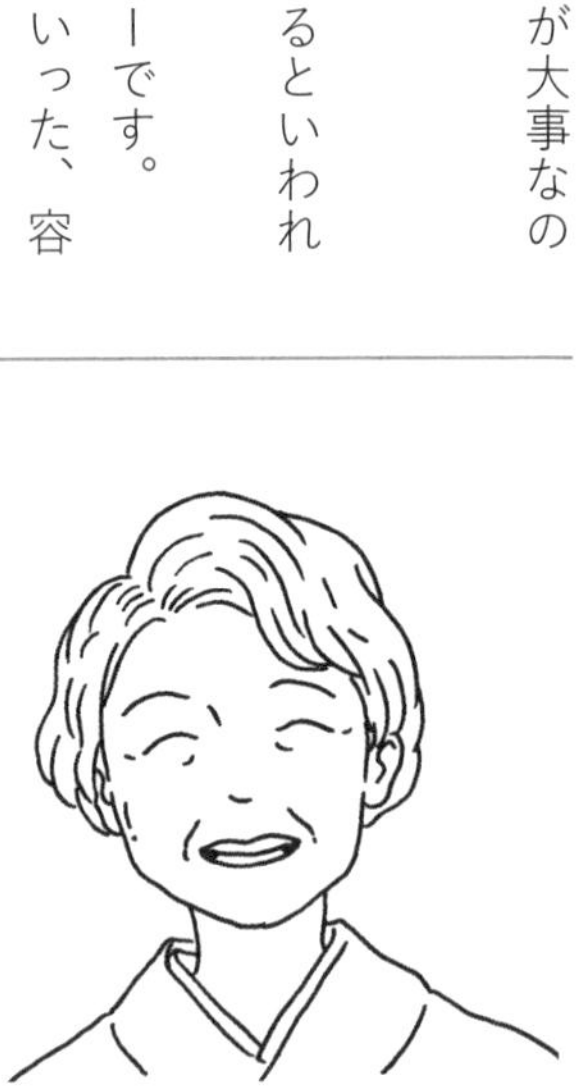

70代で美しい歯をキープできるのは、生活意識の高さによるもの。ていねいにケアするその姿勢が美人に見せているのかもしれない。

しれません。でも、きれいな60代、70代になるために、いまからできることが歯の立て直しとメンテナンスです。

私など、40歳をすぎてからというもの、ファッションの優先順位はなんといっても清潔感。きれいなハンカチやティッシュを持ち歩くとか、毛玉のない服を着るとか、自分のにおいに気をつけるとか、もう必死です。でも、口の中が残念な状態だったら、努力の甲斐もありません。

今回、矯正による歯の立て直しでうれしかったのは、衰え始めた体の中で、歯だけは以前より格段にいい状態にもっていけたこと。歯は自分自身で状態をよくすることができる稀有な部位なのです。

70歳、80歳になっても、自分の歯でおいしいものを食べて、自信を持って笑うことができたら、人生後半戦の質はかなり上がるのではないか。そう思っています。

歯は臓器のひとつ！

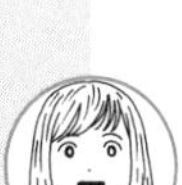

「口は内臓の入り口」「歯は臓器のひとつ」などといわれるように、口の中の健康が全身の病気に関わることは知られています。これまで取材した複数のドクターが、次のようなことを言っていました。「胃や腸を取り出して自分で治すことはできないけれど、歯は毎日の歯磨きや定期的な通院で虫歯や歯周病を防ぐことができる。だからきちんとケアしてほしい」。毎日の歯のケアは、安価にできて効果が高い、つまりとてもコスパのいい健康法といえるのではないでしょうか。

おわりに ～心から笑えるってすばらしい

歯列矯正を終えたいま、私の口の中は明らかに変わりました。

歯磨きがしやすい。これは本当に顕著で、歯並びの悪かった人にしかわからない感覚だと思います。

歯に食べかすが詰まらない。本来は加齢によって歯ぐきが下がり詰まりやすくなるところですが、私の場合は歯並びがよくなったことで以前よりも改善しました。

嫌なにおいがしない。ボロボロの歯を抜歯したことで、悪臭の元になっていた原因自体がなくなりました。

それから、見た目。

5年くらい前、たまたまスカイプでリモート取材をしたことがありました。ご存じのように、パソコンの画面上に話している自分の顔が映るのですが「うわあ。私、しゃべると品がない」と恐ろしくなりました。なぜなら、口を動かすたびにガタガタの歯がのぞくから。話している自分の顔を見ることがなかったので衝撃でした。鏡で見ている自分は、口を閉じているので気づかないのです。

世の中は変わり、いまはすっかりリモート取材が増えました。ズームで取材をしていると、当然自分の顔が画面に映ります。歯を見せて、笑顔で楽しそうに話している自分の顔を横目で見ながら、「ああ、歯並びをきれいにしてよかった」としみじみ感じます。

だれかとおしゃべりをするとき、心から、自信を持って笑えるというのは、それだけで幸せの種が増えたようなものだと思います。

家だって、車だって、メンテナンスが必要です。体もそう。

40代は、そろそろ「メンテナンス」が必要な世代です。

この先、体はどちらかというと衰えるばかりだから、ダメなところはできるだけ改善していきたい。

始めるのに遅すぎることは、きっとありません。
私自身、いきあたりばったりの時流に乗れない人生を送ってきました。だからこそ、いくつになっても体が許すかぎり、好きなことをできる範囲でしたいと思っています。

「○歳だからやめよう」なんて思わず、できること、やりたいことならやらなきゃ損、じゃないですか。

特に歯は、自分次第で健康状態が大きく変わる部位です。口の中に悩みやもやもやを抱えていると、24時間、なんとなく気になるもの。それを改善して、よりよい状態に引き戻せるなんて、なんてすばらしい。

きれいに並んだ私の歯。これからも大切にして生きていこうと思います。そして読者のみなさんの人生にも、笑顔が増えることを心から願います。

山崎潤子

参考文献

『噛み合わせが人生を変える』日本顎咬合学会（小学館新書）
『チェアサイド オーラルフレイルの診かた 第2版』菊谷武（医歯薬出版）
『NHK出版なるほど!の本 あなたの老いは舌から始まる』菊谷武（NHK 出版）
『口腔ケアの ABC　QOL のためのポイント 110』河合幹／亀山洋一郎／山中克己ほか編（医歯薬出版）
『歯みがき 100 年物語』ライオン歯科衛生研究所編（ダイヤモンド社）
『むし歯・歯周病 もう歯で悩まない（ホーム・メディカ・ビジュアルブック）』花田信弘／井田亮／野邑浩美（小学館）
『ウルトラ図解 歯周病 自分の歯を守るメンテナンスと治療の知識』渡辺久監修（法研）
『日本人はこうして歯を失っていく 専門医が教える歯周病の怖さと正しい治し方』日本歯周病学会／日本臨床歯周病学会（朝日新聞出版）
『まずはこの1冊から！はじめてのホワイトニング』新井聖範／中島航輝／長尾龍典（クインテッセンス出版）

取材協力・第1章監修
阿佐谷矯正歯科医院　國井明美先生
tel. 0120-418-815（03-3391-9049）
http://www.e-888.info/

取材協力（第2章、第3章）
ライオン株式会社　オーラルケアマイスター太田博崇さん

写真協力
株式会社アソインターナショナル
有限会社オーソデントラム
株式会社トミーインターナショナル
安永コンピュータシステム株式会社

山崎潤子

（やまざき　じゅんこ）

ライター。48 歳にして「いまやらないと 10 年後に後悔する!」と歯列矯正を始める。矯正の目的は「美容 4 割、健康 2 割、老後の準備 4 割」。著書に『10 キロやせて永久キープするダイエット』（文響社）など。

本書で使った用紙
本文…………オペラホワイトマックス
カバー………ヴァンヌーボVG　スノーホワイト
帯……………アラベールFS　スノーホワイト
表紙…………アラベールFS　スノーホワイト
見返し………マーメイド　アイス
別丁扉………マーメイド　ペダルピンク

40歳から手に入れる
美しい歯と歯ならび

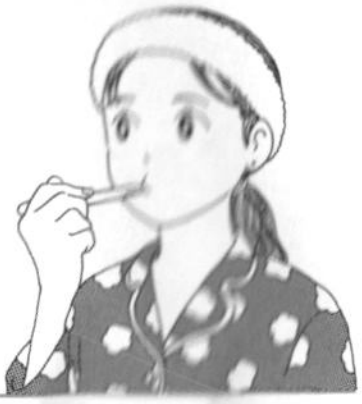

2021年8月30日　第1版第1刷発行

著　者　山崎潤子
発行者　樋口裕二
発行所　すみれ書房株式会社
〒151-0071　東京都渋谷区本町6-9-15
https://sumire-shobo.com/
info@sumire-shobo.com（お問い合わせ）

印刷・製本　中央精版印刷株式会社

ISBN978-4-909957-20-7　Printed in Japan
NDC[illegible]　[illegible] p　19cm